A Prática do Serviço Social na Atenção à Pessoa Idosa

A Prática do Serviço Social na Atenção à Pessoa Idosa

Segunda Edição

Editora
Maria Angélica Sanchez
Assistente Social
Especialização em Planejamento e Saúde do Idoso pela Escola
Nacional de Saúde Pública (ENSP/FIOCRUZ)
Especialista em Gerontologia pela Sociedade Brasileira de Geriatria e
Gerontologia (SBGG)
Doutora em Ciências pela Faculdade de Ciências Médicas da
Universidade do Estado do Rio de Janeiro (FCM/UERJ)
Laboratório de Pesquisa em Envelhecimento Humano - Geronlab/UERJ

Thieme
Rio de Janeiro • Stuttgart • New York • Delhi

Dados Internacionais de Catalogação na Publicação (CIP)
(eDOC BRASIL, Belo Horizonte/MG)

S211p

Sanchez, Maria Angélica.

A prática do serviço social na atenção à pessoa idosa/Maria Angélica Sanchez. – 2. ed. – Rio de Janeiro, RJ: Thieme Revinter, 2024.

14 x 21 cm
Inclui bibliografia
ISBN 978-65-5572-239-0
eISBN 978-65-5572-240-6

1. Assistência Social. 2. Geriatria – Saúde e higiene. 3. Saúde pública – Brasil. I. Título.

CDD: 362.6

Elaborado por
Maurício Amormino Júnior – CRB6/2422

Nota: O conhecimento está em constante evolução. Os autores e editores deste material consultaram fontes tidas como confiáveis, a fim de fornecer informações completas e de acordo com os padrões aceitos no momento da publicação. No entanto, em vista da possibilidade de erro humano por parte dos autores, dos editores ou da casa editorial que traz à luz este trabalho, ou ainda de alterações no conhecimento, nem os autores, nem os editores, nem a casa editorial, nem qualquer outra parte que se tenha envolvido na elaboração deste material garantem que as informações aqui contidas sejam totalmente precisas ou completas; tampouco se responsabilizam por quaisquer erros ou omissões ou pelos resultados obtidos em consequência do uso de tais informações. É aconselhável que os leitores confirmem em outras fontes as informações aqui contidas

© 2024 Thieme. All rights reserved.

Thieme Revinter Publicações Ltda.
Rua do Matoso, 170
Rio de Janeiro, RJ
CEP 20270-135, Brasil
http://www.ThiemeRevinter.com.br

Thieme USA
http://www.thieme.com

Design de Capa: © Thieme

Impresso no Brasil por Hawaii Gráfica e Editora Ltda.
5 4 3 2 1
ISBN 978-65-5572-239-0

Também disponível como eBook:
eISBN 978-65-5572-240-6

Todos os direitos reservados. Nenhuma parte desta publicação poderá ser reproduzida ou transmitida por nenhum meio, impresso, eletrônico ou mecânico, incluindo fotocópia, gravação ou qualquer outro tipo de sistema de armazenamento e transmissão de informação, sem prévia autorização por escrito.

PREFÁCIO

O Brasil, considerado até pouco tempo um país com uma população acentuada de pessoas jovens, caminha para seu envelhecimento progressivo.

A partir de 1970 registrou-se, no Brasil, a preocupação com o fenômeno do envelhecimento da população, e esse fenômeno vem despertando interesse das mídias sociais, do poder público e de setores econômicos de nossa sociedade.

A Política Nacional do Idoso (Lei 8.842/1994) protagonizou o avanço dos debates em defesa dos direitos da pessoa idosa e da garantia de um envelhecimento saudável e com qualidade. Frente a esse movimento inovador, criam-se grupos de pesquisas e produção de conhecimento sobre envelhecimento.

A qualificação de profissionais e docentes na área da gerontologia vem crescendo de forma muito contundente e expressiva, fazendo com que a gerontologia possa colaborar, de fato, com a reflexão sobre o envelhecimento em nosso país, contribuindo para que as políticas avancem numa verticalidade satisfatória aos anseios de diversos profissionais e teóricos ligados ao tema.

No campo da produção científica, criar e desenvolver teses e temas de interesse de profissionais que atuam na prática da gerontologia, poderá, certamente, fortalecer os ideais pensados por grandes especialistas na área da gerontologia e geriatria, de forma a construirmos, de fato, os pilares dos saberes científicos na perspectiva de um envelhecimento global e igualitário.

É com grande satisfação que apresento essa obra que foi construída com muita dedicação das autoras, e que poderá se tornar perene a fim de unificar os profissionais na prática da intervenção onde a pessoa que envelhece encontre dignidade, respeito e atenção.

Sandra Rabello de Frias
Presidente do departamento de Gerontologia da SBGG-RJ
Gestão: 2022-2025

APRESENTAÇÃO

É com grande satisfação que estamos lançando a segunda edição do livro *A prática do serviço social na atenção à pessoa idosa*. Pelo fato de a prática diária com população que envelhece exigir um olhar gerontológico, o livro conta, também, com profissionais de áreas para além do serviço social que abarcam questões sociais importantes com o objetivo de levar o leitor a uma reflexão sobre os desafios que acompanham o processo de envelhecimento populacional no Brasil.

Para dar conta das questões definidas para publicação, o livro foi dividido em 5 partes compondo, ao todo, 18 capítulos. A parte I se propõe a contextualizar o processo de envelhecimento na atualidade chamando a atenção para as demandas que emergem diante do atual cenário, abordando os aspectos que envolvem a velhice como importante expressão da questão social. Traz ao leitor o conjunto de leis de proteção à pessoa idosa, mostrando a trajetória desta construção, dando um destaque especial aos Conselhos Nacional e do Estado do Rio de Janeiro como importante mecanismo para o exercício de direitos do cidadão que envelhece.

A parte II trata dos espaços institucionais com ênfase em alguns equipamentos que compõem a política nacional de assistência social, sendo eles o CRAS, o CREAS e o centro de convivência, espaços estes já consolidados existentes em quase todo o país.

A parte III traz questões inerentes à judicialização da velhice, um termo utilizado para conduzir questões que dependem do poder judiciário como um órgão voltado à proteção da pessoa que envelhece. Nesta publicação os autores enfatizam a violência e os mecanismos de defesa, além dos resultados de pesquisa sobre um assunto ainda pouco discutido: a situação da pessoa idosa no sistema prisional. Na parte IV, o leitor terá a oportunidade de conhecer alguns espaços do exercício profissional do assistente social, como ambulatório de geriatria e de saúde mental e nas instituições de longa permanência para idosos. Ainda nesta parte, o leitor tem informações sobre o processo de desospitalização, de cuidados paliativos e uma passagem pela discussão do cuidado centrado na pessoa, um conceito que vem assumindo importância para todos os profissionais e que necessita ser implantando nas diversas instituições que se destinam a prestar assistência a qualquer cidadão. Por fim, a parte V traz dois tópicos especiais. Um deles é a apresentação de uma experiência exitosa com a implantação de um centro-dia público destinado a pessoas idosas com doença de Alzheimer, no Município de Volta Redonda. E, finalizando, destaca-se a importância da educação gerontológica na construção de uma prática consciente e embasada em formação para o atendimento adequado a este crescente grupo populacional.

Boa leitura!

Maria Angélica Sanchez
Editora

COLABORADORES

ANA KELI LOURENÇO DA ROCHA
Assistente Social com Especialização em Gênero e Sexualidade pelo IMS/UERJ e em Serviço Social e Saúde pela Faculdade de Serviço Social da Universidade do Estado do Rio de Janeiro (FSS/UERJ)
Direção da Proteção Social Especial de Queimados, RJ
Técnica de Referência no Juizado de Violência Doméstica e Familiar contra a Mulher nas Comarcas de Nova Iguaçu e Queimados

ANA PAULA MENEZES BRAGANÇA DOS SANTOS
Assistente Social com Especialização em Mediação de Conflitos com Ênfase em Família (Ucam)
Mestre em Saúde Pública pela Escola Nacional de Saúde Pública Sergio Arouca (Ensp/Fiocruz)
Coordenadora Adjunta do Grupo de Estudos e Pesquisa em Cuidados Paliativos (GEPCP)
Pesquisadora Colaboradora do Departamento de Direitos Humanos, Saúde e Diversidade Cultural (Dihs/Ensp/Fiocruz)

ANDREIA CRISTINA ALVES PEQUENO
Assistente Social no Tribunal de Justiça do Estado do Rio de Janeiro com Especialização em Geriatria e Gerontologia pela Universidade Aberta da Terceira Idade da Universidade de Estado do Rio de Janeiro (UNATI-UERJ) e em Serviço Social e Política Social pela Universidade de Brasília (UNB)
Mestre em Serviço Social

ANDREIA DE SOUZA DE CARVALHO
Assistente Social com especialização em Gerontologia pela pela Universidade Aberta da Terceira Idade da Universidade de Estado do Rio de Janeiro (UNATI-UERJ)
Doutora em Serviço Social pela UERJ
Vice-Presidente do Conselho Estadual de Defesa dos Direitos da Pessoa Idosa (CEDEPI/RJ), Gestão: 2021-2023.
Conselheira do CEDEPI/RJ Representando a UnATI/UERJ, Gestão: 2023-2025

CRISTIANE BRANQUINHO LUCAS
Promotora de Justiça, com Especialização em Direitos Humanos pela Pontifícia Universidade Católica do Rio de Janeiro (PUC-Rio)Vice-Presidente da Associação Nacional dos Membros do Ministério Público de Defesa dos Direitos das Pessoas com Deficiência e Idosos (AMPID)Membro da Comissão Permanente de Defesa dos Direitos da Pessoa com Deficiência e da Pessoa Idosa, do Grupo Nacional de Direitos Humanos (GNDH), do Conselho Nacional de Procuradores Gerais (CNPG)

CRISTIANE MEDEIROS DOS SANTOS
Assistente Social com Especialização em Promoção da Saúde pela Escola Nacional de Saúde Pública Sergio Arouca (Ensp/Fiocruz) e em Saúde Mental Interdisciplinar
Mestre em Política Social pela Universidade Federal Fluminense (UFF)
Professora Universitária e Coordenadora Pedagógica da Pós-Graduação em Gerontologia
Experiência em Gestão de Projetos Sociais

DANIELLE DA SILVA FREIRE
Psicóloga com Especialização em Planejamento e Gestão de Políticas Sociais pelo Centro Universitário de Volta Redonda (UniFOA)
Coordenadora do Centro de Atendimento para Idosos com Alzheimer e Familiares, da Secretaria Municipal de Assistência Social de Volta Redonda

LEONOR MARIA DA SILVA GOMES
Assistente Social com Especialização em Gestão em Saúde Pública e em Gerontologia e Geriatria Interdisciplinar pela Universidade Federal Fluminense (UFF)
Mestre em Saúde e Tecnologia no Espaço Hospitalar Universidade Federal do Estado do Rio de Janeiro (UNIRIO)
Auditora da Auditoria do Sistema Único de Saúde do Ministério da Saúde – AudSUS/MS

JULIANA ROSAS RODRIGUES
Assistente Social com Pós-Graduação em Gerontologia e Saúde Mental pela UCAM
Atua na UnATI UERJ e do CDA-IPUB/UFRJMembro do Comitê de Ética em Pesquisa do IPUB UFRJ e do Colegiado Clínico do CDA-IPUBConselheira Titular e Primeira Secretária do Conselho Estadual de Defesa dos Direitos da Pessoa Idosa - CEDEPI RJ (Biênio 2023/2025)

MARIA ANGÉLICA SANCHEZ
Assistente Social com Especialização em Planejamento e Saúde do Idoso pela Escola Nacional de Saúde Pública Sergio Arouca (Ensp/Fiocruz)
Mestre e Doutora em Ciências pela Faculdade de Ciência Médica da Faculdade do Estado do Rio de Janeiro (FCM/UERJ)
Especialista em Gerontologia Titulada pela Sociedade Brasileira de Geriatria e Gerontologia (SBGG)
Gestora da Equipe Geriatre – Envelhecimento com Qualidade, e da WellCare Cuidadores de Pessoas Idosas

MARIA CECÍLIA DE SOUZA MINAYO
Socióloga
Mestre em Antropologia Social pela Universidade Federal do Rio de Janeiro (UFRJ)
Doutora em Saúde Pública pela Fundação Oswaldo Cruz
Pesquisadora Emérita da Fiocruz e da Faperj
Coordenadora Científica do Departamento de Estudos sobre Violência e Saúde (CLAVES-FIOCRUZ)

MARIA CLOTILDE BARBOSA NUNES MAIA DE CARVALHO
Assistente Social com Especialização em Programas Intergeracionais pela Fundacion
General Universidad de Granada
Master em Gerontologia pela Universidad Autonoma de Madrid
Mestre em Serviço Social pela Pontifícia Universidade Católica do
Rio de Janeiro (PUC-Rio)
Especialista em Gerontologia pela Sociedade Brasileira de Geriatria e
Gerontologia (SBGG)

PATRÍCIA CONSTANTINO
Psicóloga
Mestre e Doutora em Saúde Pública
Pesquisadora da Fundação Oswaldo Cruz

PAULA DA SILVA CALDAS
Assistente Social
Mestre em Serviço Social pela Pontifícia Universidade Católica do
Rio de Janeiro (PUC-Rio)
Doutora em Políticas Sociais pela Universidade Federal Fluminense (UFF)
Assessora Técnica da Proteção Social Básica da SMAS/RJ
Consultora em Serviço Social, Assistência Social e Direitos Humanos de Crianças,
Adolescentes e Idosos

SANDRA RABELLO DE FRIAS
Assistente Social
Mestrado em Psicanálise, Saúde e Sociedade
Especialista em Gerontologia pela Sociedade Brasileira de Geriatria e
Gerontologia (SBGG)
Coordenadora da Coordenadoria de Extensão do Núcleo de Envelhecimento
Humano da Universidade do Estado do Rio de Janeiro (UERJ)
Presidente do Departamento de Gerontologia da SBGG/RJ – Gestão 2022-2025

THAÍS TEIXEIRA CARVALHO
Assistente Social com Especialização em Projetos Sociais e Políticas Públicas e em
Gerontologia pelo SENAC-SP
Mestranda em Gerontologia Social pelo Instituto Politécnico de
Viana do Castelo (Portugal)
Criadora da página @longevamente e Redatora Técnica do Terça da Serra Sênior

VICENTE DE PAULA FALEIROS
Assistente Social com Especialização em planejamento pela Universidade de
Brasília (UnB)
Especialista em Gerontologia pela Sociedade Brasileira de Geriatria e
Gerontologia (SBGG)
PhD em Sociologia pela Universidade de Montreal
Pós-Doutorado pela École des Hautes Études en Sciences Sociales
Professor Titular e Emérito da UnB
Autor da Coordenação do Fórum Distrital dos Direitos da Pessoa Idosa

SUMÁRIO

PARTE I - CONTEXTUALIZAÇÃO DO PROCESSO DE ENVELHECIMENTO SEGUINDO AS DEMANDAS EMERGENTES

1 VELHICE COMO EXPRESSÃO DA QUESTÃO SOCIAL 3
Maria Angélica Sanchez ▪ Ana Keli Lourenço da Rocha

2 POLÍTICAS PÚBLICAS PARA PESSOA IDOSA NO BRASIL – O QUANTO AVANÇAMOS? 11
Ana Keli Lourenço da Rocha ▪ Maria Angélica Sanchez

3 PARTICIPAÇÃO E CONTROLE SOCIAL NO CONSELHO NACIONAL DOS DIREITOS DA PESSOA IDOSA 23
Vicente de Paula Faleiros

4 CONSELHOS DE DIREITOS DA PESSOA IDOSA: AVANÇOS, DESAFIOS E RETROCESSOS 31
Sandra Rabello de Frias

PARTE II - ESPAÇOS INSTITUCIONAIS DE ATENÇÃO

5 CRAS E CREAS: EQUIPAMENTOS QUE DEVEM SER REPENSADOS NA PERSPECTIVA DO ENVELHECIMENTO CONTEMPORÂNEO 41
Paula da Silva Caldas

6 ESPAÇOS DE CONVIVÊNCIA PARA A PRÁTICA DO ENVELHECIMENTO SAUDÁVEL – COMO CONSTRUIR 51
Maria Clotilde Barbosa Nunes Maia de Carvalho

PARTE III - PROTEÇÃO À PESSOA IDOSA E A JUDICIALIZAÇÃO DA VELHICE

7 VIOLÊNCIA CONTRA A PESSOA IDOSA E OS MECANISMOS DE DEFESA ... 57
Andreia de Souza de Carvalho

8   MINISTÉRIO PÚBLICO E A DEFESA DA PESSOA IDOSA 65
    Cristiane Branquinho Lucas

9   A PESSOA IDOSA E O SISTEMA PRISIONAL 71
    Maria Cecília de Souza Minayo • Patrícia Constantino

10 O JUDICIÁRIO NO ATENDIMENTO À PESSOA IDOSA 81
    Andreia Cristina Alves Pequeno

PARTE IV - O FAZER PROFISSIONAL: A PRÁTICA DO SERVIÇO SOCIAL NOS DIVERSOS ESPAÇOS INSTITUCIONAIS

11 A PRÁTICA DO SERVIÇO SOCIAL EM AMBULATÓRIOS DE GERIATRIA 91
    Maria Angélica Sanchez

12 A PRÁTICA DO SERVIÇO SOCIAL NOS AMBULATÓRIOS DE SAÚDE MENTAL.. 99
    Juliana Rosas Rodrigues

13 A PRÁTICA DO SERVIÇO SOCIAL EM CUIDADOS PALIATIVOS 105
    Ana Paula Menezes Bragança dos Santos

14 A PRÁTICA DO SERVIÇO SOCIAL NO PROCESSO DE DESOSPITALIZAÇÃO – PLANO DE ALTA RESPONSÁVEL E TRANSIÇÃO DO CUIDADO 113
    Leonor Maria da Silva Gomes

15 A ATUAÇÃO DO ASSISTENTE SOCIAL EM INSTITUIÇÕES DE LONGA PERMANÊNCIA PARA IDOSOS (ILPI) 121
    Thaís Teixeira Carvalho

16 O CUIDADO CENTRADO NA PESSOA 129
    Maria Angélica Sanchez

PARTE V - TÓPICOS ESPECIAIS

17 CENTRO-DIA PARA IDOSOS DE VOLTA REDONDA – UMA EXPERIÊNCIA EXITOSA DENTRO DA ASSISTÊNCIA SOCIAL JUNTO A IDOSOS COM ALZHEIMER...137
    Danielle da Silva Freire

18 EMPREENDEDORISMO NO ENVELHECIMENTO – CURSOS DE PÓS-GRADUAÇÃO: COMO CRIAR OPORTUNIDADES 143
    Cristiane Medeiros dos Santos

    ÍNDICE REMISSIVO 149

A Prática do Serviço Social na Atenção à Pessoa Idosa

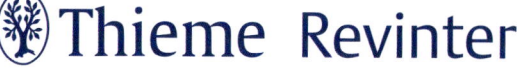

Parte I

Contextualização do Processo de Envelhecimento Seguindo as Demandas Emergentes

VELHICE COMO EXPRESSÃO DA QUESTÃO SOCIAL

Maria Angélica Sanchez
Ana Keli Lourenço da Rocha

Nas transformações populacionais ocorridas no Brasil, a Pesquisa Nacional por Amostra de Domicílios (PNAD), realizada em 2022, mostrou que a população idosa aumentou para 15,1% em 2022, destacando que em 2012, esse percentual era de 11,3% e atualizou as proporções da população brasileira por faixa etária, quais sejam: 0 a 4 anos (6,8%); 5 a 17 anos (17,9%); 18 a 24 anos (10,6%); 25 a 39 anos (23,9%); 40 a 59 anos (25,6%); 60 anos ou mais (15,1%).

Este novo cenário destaca o aumento da população idosa, como também a redução das parcelas mais jovens da população brasileira. O percentual de pessoas com menos de 30 anos de idade caiu de 49,9%, em 2012, para 43,3% em 2022. Diante da redução deste estrato etário, a proporção de pessoas com mais de 30 anos aumentou de 50,1% para 56,7% ao longo do mesmo período.

Nos últimos 10 anos foi possível observar, conforme apontam os dados do IBGE, uma redução de 6,7% para 5,4% das crianças entre 10 e 13 anos, e uma redução de 7,1% para 5,6% de adolescentes entre 14 e 17 anos quando comparados à proporção total da população brasileira (PNAD, 2022).

Não há dúvidas de que o crescimento da população envelhecida traz repercussões importantes e cada vez mais requerem a viabilização das políticas públicas demandando respostas urgentes do Estado. No bojo dessa importante questão há um emaranhado de condições como previdência social, habitação, saúde, assistência social e jurídica entre outras, que necessitam de estratégias que considerem o exercício dos direitos sociais fundamentais ao indivíduo que envelhece. Caso não ocorram mudanças, seguindo as projeções atuais, a população idosa tende a se tornar ainda mais expressiva numericamente, o que requer investimento público em Políticas Sociais, que sustentem, efetivamente, as expressões da questão social que se configura.

É possível constatar que, no Brasil, o processo de envelhecimento populacional não constitui um fenômeno homogêneo. Não se pode perder de vista que este processo é atravessado por uma dimensão de classe social; pela forma como cada cidadão experiencia esta fase da vida.

As doenças crônico-degenerativas, não transmissíveis, são hoje as grandes responsáveis pela alta prevalência de óbitos. Assim como em todo mundo, também no Brasil as doenças cardiovasculares são hoje as principais causas de mortalidade entre a população com mais de 60 anos.

Este acelerado aumento da expectativa de vida ocorre sem um investimento adequado em prevenção de doenças e promoção de saúde. O uso de serviços de saúde aumenta vertiginosamente. Neste grupo se observa o aumento do número de internações, maior tempo de ocupação de leitos hospitalares e maior demanda para exames de alta complexidade.

Este cenário tem-se configurado como um momento diferente de qualquer outra época da história. Observa-se aumento expressivo da população envelhecida contrapondo com a redução populacional tanto em números absolutos quanto em outros segmentos populacionais. Isso impacta seriamente na economia, visto que a força de trabalho está em franco processo de diminuição, levando, consequentemente, à diminuição da contribuição para a seguridade social.

Em meio a esse conjunto de mudanças, as pessoas idosas vêm-se constituindo como chefes de família, arcando com despesas à custa de seus benefícios previdenciários. Conforme demonstram os dados da Pesquisa Nacional por Amostra de Domicílios (PNAD) Contínua, em 2018, dos 71,3 milhões de domicílios brasileiros, em 33,9% havia ao menos um idoso residindo. Estes domicílios eram habitados por 62,5 milhões de pessoas, o que equivalia a 2,6, em média, de pessoas por domicílio. Dentre estas pessoas, 30,1 milhões não eram idosas, e 16,6 milhões não trabalhavam. Nestes domicílios a pessoa idosa contribuía com 69,8% da renda, sendo que 56,3% dessa renda vinham de pensões ou aposentadoria (Camarano, 2020).

No que concerne à educação, alguns aspectos se destacam, visto que a escolaridade se traduz em um importante indicador que exerce influência nas condições de saúde, participação no mercado de trabalho e rendimentos recebidos. Embora o acesso à educação tenha melhorado nos últimos anos, ainda é muito baixa a média de escolaridade da população idosa, que é de 5 anos de estudo (IPEA, 2016). A PNAD de 2022 mostra que a taxa de analfabetismo caiu, porém, ainda é grande, sobretudo nas populações idosas, em todo o país. Entre as pessoas de 60 anos ou mais, 16% são analfabetas, ao passo que entre as pessoas com 40 anos ou mais a taxa foi de 9,8, entre aquelas com 25 anos ou mais foi de 6,8%, e entre a população de 15 anos ou mais foi de 5,6% (PNAD 2022).

Este assunto, mesmo de forma tímida, está entrando na pauta de discussão dos gestores e vem sendo alvo de pesquisa para muitos estudiosos no Brasil. Estas questões constituem-se como cruciais, até porque, apesar da sinalização, há anos, de que o Brasil estava envelhecendo a passos largos, não houve investimento necessário ao trato dessa face da questão social. Em função disso, não nos encontramos preparados para atender a esta demanda crescente. As repercussões sociais são grandiosas. O Brasil é um país das desigualdades, com áreas de extrema pobreza e uma grande fragilidade institucional, permeado por uma concentração de renda absurda, envolvendo conflitos de classes que se manifestam de formas variadas, tendo como mazela significativa a violência urbana agravada, nos últimos tempos, pela exacerbação do desemprego no período pandêmico, engrossando ainda mais a camada do lumpesinato, parafraseando Marx.

AVANÇOS E RETROCESSOS

Não se pode negar que o crescimento demográfico constitui algo extremamente positivo para a sociedade, pois, apesar das diferenças em relação aos países centrais, no que se referem aos motivos que desencadearam o envelhecimento populacional, os avanços na medicina foram imprescindíveis, principalmente, no que diz respeito às medidas preventivas de saúde, bem como a conscientização por parte da população sobre a necessidade de maiores cuidados para com a sua própria saúde.

Vale também destacar que o envelhecimento populacional incide no envelhecimento da população economicamente ativa. Tem sido observada maior permanência das pessoas idosas no mercado de trabalho, além do retorno destes após a aposentadoria (IPEA, 2016). Embora isso demonstre a manutenção da capacidade funcional, grande parte das pessoas idosas brasileiras, mesmo depois de aposentadas, continua exercendo atividades laborativas em virtude de suas ínfimas aposentadorias, insuficientes para prover seu sustento. Diante deste quadro, muitos idosos continuam a trabalhar não meramente por prazer, mas por uma necessidade econômica, ou melhor, de sobrevivência.

A questão de classe social é determinante na vida das pessoas idosas e de suas famílias. Aqueles que possuem melhor poder aquisitivo satisfazem suas demandas no mercado cada vez mais voltado para aqueles com melhores condições econômicas (Goldman, 2004).

Diante desta questão, o trato à pessoa idosa pode ter o impacto do cuidado minimizado quando se trata de um indivíduo completamente dependente, ocasionando, assim, uma diminuição dos conflitos familiares e geracionais.

Em determinadas situações as possibilidades familiares é que devem ser julgadas, pois "a vulnerabilidade à pobreza está relacionada, além dos fatores da conjuntura econômica e das qualificações específicas dos indivíduos, às tipologias ou arranjos familiares e ao ciclo de vida das famílias (Mioto, 2004, p. 56)".

Nas famílias das classes trabalhadoras pobres, a pessoa idosa tanto pode vir a constituir um empecilho como pode ser a principal ou única fonte de renda familiar. E, neste caso, ela é extremamente valorizado por seus familiares (Goldman, 2004).

Não há dúvidas de que a família, frente a todo o arcabouço legal voltado ao exercício dos direitos da pessoa idosa, é a que mais se ocupa das ações do cuidado. Todos os documentos legais imputam à família, à sociedade e ao Estado a obrigação pelo cuidado. No entanto, com a grande omissão do Estado e as dificuldades da sociedade, este cuidado recai totalmente sobre a família. Neste aspecto, temos uma questão urgente para refletir: Quem cuidará de quem cuida?

Levando em consideração que o maior percentual de cuidadores é de filhas e cônjuges, e que as idosas são de uma geração cujos filhos nasciam quando elas eram bem jovens, não é raro hoje nos depararmos com filhas e filhos com mais de 60 anos cuidando de idosos com 80 anos ou mais.

Outro aspecto que merece atenção é o aumento da população que reside sozinha, passando de 12,2% para 14,9. Entre as pessoas que moram sozinhas, os homens eram maioria (56,6%). Entretanto, entre as mulheres que moram sozinhas, cerca de 60% são idosas ao passo que homens, que moram sozinhos em geral, são mais jovens (PNAD, 2022). Um cenário que também sofre o impacto da ausência de uma política de cuidados eficiente.

ASPECTOS POLÍTICOS

Há, na atualidade, um conjunto de pensadores que defendem a ideia de que o envelhecimento populacional gerou um impacto na política financeira do país, pois há um grande número de pessoas se aposentando e menos contribuintes para a Previdência Social. No entanto, sabe-se que tal impacto foi agravado, dentre outros fatores, pelo desemprego estrutural e conjuntural que assola o país e o mundo, ocasionados pela crise do Estado de Bem-Estar Social, na década de 1980, e pelo advento do neoliberalismo e sua consolidação na década de 1990, com sua perversa política de cortes no âmbito social e retração do Estado; tudo isso foi ainda mais agravado pela pandemia do Covid-19, que assolou o mundo recentemente, o que aumentou ainda mais o número de pessoas desempregadas e trabalhando na informalidade, engrossando uma massa de trabalhadores no "lumpensinato" (trabalhadores ora na informalidade, ora na marginalidade), parafraseando Marx, novamente e, consequentemente, este contingente não contribui para a Previdência Social, situação agravada pela crise atual, que teve como uma de suas faces perversas o desemprego de cerca de 12 milhões de brasileiros.

O aumento do número da população idosa não constitui o fator central que levou a essa crise na política financeira do país, como muitos acreditam, já que se trata de uma crise global, ou seja, inerente a todo o mundo capitalista, reiterando agravada pela pandemia recente.

O aumento do número de pessoas idosas no Brasil gerou a necessidade de serem implementadas políticas voltadas para esse segmento social, visto que antes do aumento populacional, ou melhor, quando a nossa pirâmide etária não tinha o formato de hoje, mas a base alargada e o cume estreito (como um triângulo), o Brasil era considerado um país de jovens.

Tais políticas empreendem esforços para garantir a capacidade funcional da pessoa idosa, o "envelhecimento criativo", de acordo com os princípios da Organização Mundial da Saúde (OMS) para o envelhecimento, que são: independência, participação, cuidado, autossatisfação e dignidade, que definem o envelhecimento ativo como "o processo de otimização das oportunidades de saúde, participação e segurança, com o objetivo de melhorar a qualidade de vida à medida que as pessoas ficam mais velhas (OMS, 2005)".

As peculiaridades de cada nação são elementos fundamentais para a adoção de políticas públicas, que possam respeitar a especificidade desse segmento social, de acordo com a realidade socioeconômica do país.

Observa-se, hoje, na sociedade brasileira, uma grande demanda desse segmento social por políticas públicas, frente às novas necessidades, que o envelhecimento imputa à sociedade e aos governantes. Necessidades essas que geraram inegáveis conquistas no campo daquelas políticas destinadas às pessoas idosas. Porém, apesar do avanço, essas políticas estão muito longe de serem as ideais, ou melhor, longe de serem eficazes no que se refere à demanda real dessa população, que possui suas particularidades.

Quando se fala de pessoas idosas não há uma referência a um segmento homogêneo, onde todos dispõem das mesmas condições socioeconômicas, mas de um segmento social diversificado entre si, marcado por um recorte de classe social, onde as classes médias possuem condições de satisfazerem suas necessidades, não contempladas no campo das políticas sociais públicas, no mercado. No entanto, se faz importante ressaltar que "os idosos provenientes das classes trabalhadoras pobres têm por única alternativa, na satisfação de suas demandas, as políticas públicas sociais, que não abarcam a questão do idoso em sua totalidade" (Tomé, 2008).

Quando se aborda o tema do envelhecimento, é importante levar em consideração que existem idosos fragilizados, acometidos por síndromes geriátricas, isto é, portadores de doenças que afetam sobremaneira o exercício da independência e autonomia, por exemplo, as demências, depressões, doença de Parkinson, instabilidade e quedas. Isto os torna fragilizados e os impede de desempenhar tarefas "simplórias" sozinhos.

O envelhecimento populacional surge como questão social[1] multifacetada e sobre a qual incidem inúmeras determinações. Questão social essa que

---

[1] que "...é expressão do processo de produção e reprodução da vida social na sociedade burguesa, da totalidade histórica concreta..." (Iamamoto, 2005, p. 114).

demanda um posicionamento do Estado e da sociedade[2]. Mesmo em tempos nos quais a expectativa de vida é maior, uma das crises cíclicas do capitalismo que abalam o país, com políticas de cunho neoliberal que implicam um posicionamento mínimo do Estado, no momento em que determinam sua retração frente ao social, "...com ênfase na redução dos custos, na qualidade e na produtividade..." (Iamamoto, 2005, p. 120).

AS CONDIÇÕES ADVERSAS GERADAS PELA PANDEMIA DE COVID-19

É fato que a pandemia do coronavírus trouxe consequências devastadoras. Muitas vidas foram perdidas e o desemprego afetou a vida das famílias sobremaneira, o que acabou ocasionando uma diminuição da renda mensal. Uma constatação importante foi a morte precoce de muitos indivíduos. Até meados de 2020, 73,8% das mortes por Covid-19 ocorreram em indivíduos com 60 anos ou mais, dos quais 58% eram homens, que segundo as projeções de aumento da expectativa de vida poderiam viver, pelo menos, mais 18 anos (Camarano, 2020).

A PNAD apontou uma redução no rendimento médio dos trabalhadores com mais de 40 anos a partir do segundo trimestre de 2019, sendo mais elevada entre os maiores de 60 anos. Neste contexto, Camarano chama a atenção para o fato de que a pessoa idosa foi vítima duas vezes na pandemia, pois além de ser o estrato etário com maior taxa de óbito, foi o mais afetado pelo desemprego. Ademais, como um percentual de domicílios tendo pessoas idosas como únicos provedores de renda, tal situação afetou significativamente a situação financeira das famílias dependente da renda de seus parentes idosos, podendo-se dizer que a cada óbito de pessoa idosa provedora, uma família entrou na pobreza (Camarano, 2020).

CONSIDERAÇÕES FINAIS

No país ainda falta muito entendimento sobre o processo de envelhecimento. As políticas públicas preconizam a inclusão do tema na rede formal de ensino em todos os níveis, mas se trata ainda de uma utopia, e os jovens saem do ensino médio para fazerem cursos sem se darem conta de que sua população-alvo será de pessoas envelhecidas.

A insuficiência de equipamentos nas redes de atenção é parte do cenário atual. Não obstante, tudo o que é preconizado pela Política Nacional do Idoso como, por exemplo, os centros-dia, hospitais-dia, centros de referência, enfermarias para idosos, ILPIs públicas etc., ainda é extremamente precário no país.

---

[2] "...em que a igualdade jurídica dos cidadãos convive contraditoriamente, com a realização da desigualdade." (*Idem*)

No que se refere à área econômica, o cenário é ainda mais grave, até porque, diferente dos outros países, que enriqueceram antes de envelhecer, o Brasil envelheceu antes de acumular riquezas. E os brasileiros convivem com uma grande desigualdade social e muita dificuldade de acesso aos bens e serviços, que podem produzir a melhoria da qualidade de vida. Além disso, as questões relacionadas com a previdência social são tamanhas e complexas, suscitando divisões entre os estudiosos da temática. A população economicamente ativa está diminuindo e isto causa grande impacto na contribuição previdenciária. O modelo brasileiro ainda é aquele baseado na proposta de Bismarck, na Alemanha, pensado em um momento em que a expectativa de vida não era tão alta quanto agora. Uma pessoa se aposentava aos 60 anos e usufruía da aposentadoria por poucos anos. Atualmente, uma pessoa pode se aposentar e viver mais 35 ou 40 anos. Pensar em mudanças neste aspecto sempre gera comoção e revolta, principalmente, num país com esse histórico de corrupção, de facilitações escusas, onde os penalizados acabam sendo sempre oriundos das classes menos aquinhoadas, sem mencionar que muitos estudiosos defendem a ideia de não existir uma real crise previdenciária com a gravidade que se apregoa contemporaneamente.

Não há dúvida de que o envelhecer no Brasil não tem sido nem será uma das melhores aventuras. Temos uma longa estrada a percorrer e o caminho nos parece árduo.

REFERÊNCIAS BIBLIOGRÁFICAS

Camarano AA. Os dependentes da renda dos idosos e o coronavírus: órfãos ou novos pobres? Ciênc Saúde Coletiva 2020 Out;25(suppl 2).

Goldman SN. As dimensões sociopolíticas do envelhecimento. In: Py L et al. (Orgs). Tempo de envelhecer: percursos e dimensões psicossociais. Rio de Janeiro: NAU Editora; 2004. p. 61-82.

Iamamoto MV. O serviço social na contemporaneidade: trabalho e formação profissional. 9. ed. São Paulo: Cortez; 2005.

IBGE. Síntese de indicadores sociais: uma análise das condições de vida da população brasileira: Rio de Janeiro: IBGE; 2016. 146 p.

IPEA. Política nacional do idoso: velhas e novas questões/Alexandre de Oliveira Alcântara, Ana Amélia Camarano, Karla Cristina Giacomin. Rio de Janeiro: Ipea; 2016. 615 p.: il.: gráfs.

Mioto RCT. Novas propostas e velhos princípios: a assistência às famílias no contexto de programa de orientação e apoio sociofamiliar. In: Mione Apolinário et al. Política Social, família e juventude: uma questão de direitos. São Paulo: Cortez; 2004.

PNAD Contínua. População cresce, mas número de pessoas com menos de 30 anos cai 5,4% de 2012 a 2021. Agência de Notícias IBGE, 22/07/2022. Disponível em: https://agenciadenoticias.ibge.gov.br/agencia-noticias/2012-agencia-de-noticias/noticias/34438-populacao-cresce-mas-numero-de-pessoas-com-menos-de-30-anos-cai-5-4-de-2012-a-2021#:~:text=A%20popula%C3%A7%C3%A3o%20do%20

Brasil%20est%C3%A1,da%20popula%C3%A7%C3%A3o%20total%20em%202021. Acesso em: 20 de junho de 2023.

Tomé AKLR. A questão do idoso fragilizado face as políticas sociais: a experiência em um ambulatório de cuidado integral. CIPI/UNATI/UERJ. Rio de Janeiro: FSS/UERJ/TCC, 2008.

World Health Organization. Envelhecimento ativo: uma política de saúde/World Health Organization; tradução Suzana Gontijo. Brasília: Organização Pan-Americana da Saúde, 2005. 60p.: il.

POLÍTICAS PÚBLICAS PARA PESSOA IDOSA NO BRASIL – O QUANTO AVANÇAMOS?

Ana Keli Lourenço da Rocha
Maria Angélica Sanchez

ENVELHECIMENTO POPULACIONAL E A EMERGÊNCIA DE POLÍTICAS ESPECÍFICAS

O aumento da população idosa no Brasil gerou a necessidade de serem implementadas políticas, que atendessem as demandas impostas por esse segmento social. Apesar das inegáveis conquistas no campo das políticas públicas destinadas a pessoa idosa, há ainda um longo caminho a ser percorrido. A situação dos idosos, no Brasil, não constitui um *lócus* isolado do contexto social, pelo contrário, "... resulta do sistema social global numa determinada sociedade e em determinado momento histórico" (Goldman, 2000).

Vivemos sob a égide do Neoliberalismo, que a partir dos anos 80 se instaurou no Brasil, configurando-se, principalmente, pela crise fiscal do Estado e pela implementação de Políticas Sociais focalistas e seletivas presididas pelo conceito de "necessidades básicas", que "expressam uma articulação entre o que os dominantes estão dispostos a conceder e o que os grupos sociais subordinados estão em condições de exigir" (Fanfani, 1991).

Essa é uma das características do desenvolvimento do Estado social brasileiro: seu caráter corporativo e fragmentado, distante da perspectiva da universalização de inspiração beveridgiana (Behring & Boschetti, 2007).

Desta forma sob essa correlação de forças é que se configuraram as Políticas Sociais voltadas para a parcela de pessoas idosas brasileiras. Tais políticas foram criadas e efetivadas buscando criar melhores condições de vida para esse segmento populacional, trazendo com isso uma nova questão social em virtude do aumento da expectativa de vida e das situações a que estará exposta. Isto porque o envelhecimento não constitui um processo uniforme uma vez que, é permeado pelas diferenças de classe social e pelas circunstâncias de vida e pobreza, que incidem sobre a população em geral.

As políticas públicas são implementadas conforme as exigências de um dado momento histórico em que as demandas por uma resposta do Estado à questão social são mais visíveis.

TRAJETÓRIA DAS POLÍTICAS PARA IDOSOS NO BRASIL: UM BREVE HISTÓRICO DE 1923 ATÉ OS DIAS ATUAIS

O primeiro movimento, que pensou na categoria de idosos, no Brasil, foi a lei Eloy Chaves em 1923, que embora tivesse como objetivo principal assegurar a reprodução social dos trabalhadores, constituiu-se na Caixa de Aposentadorias e Pensões por categoria profissional, ou seja, não foi uma lei universal.

A primeira delas foi a Caixa de Aposentadorias e Pensões dos Ferroviários, seguida pela Caixa de Aposentadorias e Pensões para os Portuários e assim sucessivamente. Em seu início, elas eram controladas pelos sindicatos de cada empresa. Funcionavam independentes uma das outras, até se constituírem, posteriormente, nos Institutos de Aposentadorias e Pensões (IAPs), que reuniam sob o mesmo regime previdenciário todos os membros de uma mesma categoria profissional (Santos, 1987).

Na década de 30 deu-se um importante passo na construção das políticas sociais no Brasil, durante a "Era Vargas", consolidada após a revolução de outubro de 1930. Aconteceu o primeiro movimento, por parte do Governo Federal, de proteção ao trabalhador, por meio das leis trabalhistas, institucionalização da Carteira de Trabalho em 1934, a partir desta data, passou-se a ter comprovação dos anos trabalhados (Mendonça, 1985; Pereira, 2000). Ainda nesse período foram criadas importantes instituições ligadas à assistência, como a Legião Brasileira de Assistência (LBA), o Serviço Nacional de Aprendizagem Industrial (SENAI); O Serviço Nacional de Aprendizagem Comercial (SENAC); Juizado de Menores, dentre outras.

No Governo JK, o investimento em políticas sociais não constituía o foco se mantendo a herança de governos anteriores. A política social vivia de uma série de decisões setoriais. Entretanto, foi durante este governo que se desenvolveu a campanha em defesa da escola pública, como resposta ao projeto da Lei de Diretrizes e Bases da Educação (LDB), bem como a Lei Orgânica da Previdência Social (LOPS), aprovada e implementada em 1960, que colocou o sistema de aposentadorias sob lei única e sob um conjunto uniforme de normas gerais, abrangendo os profissionais liberais.

Ainda na década de 1960, a partir da influência francesa, o Serviço Social do Comércio (SESC) em São Paulo, instituiu grupos e centros de convivência para aposentados, que trabalharam no comércio. Grupos frequentados por uma maioria masculina. Nos dias de hoje o SESC é frequentado por uma maioria de mulheres. Embora, não tenha sido uma iniciativa estatal, foi a primeira iniciativa em prol de um lazer para pessoas idosas brasileiras (Queiroz, 1999).

No período da ditadura militar brasileira, surgiram medidas de assistência específicas ao segmento social de idosos. Sendo a primeira delas, a Renda Mensal Vitalícia instituída em 1974, destinada aos maiores de 70 anos, não cobertos pela Previdência Social, neste mesmo ano, através da Lei 6.062/74 foi criado o Ministério da Previdência e Assistência Social (Haddad, 2000).

Neste período houve ainda a implementação de leis que atendiam às demandas das pessoas idosas, como por exemplo, a Lei 6210/75 que extinguiu as contribuições sobre os benefícios previdenciários e suspendeu a aposentadoria de retorno ao trabalho (Goldman, 2000).

Em 1976, a questão do envelhecimento populacional ganha visibilidade o que levou o ministério da Previdência e Assistência Social a promover três encontros regionais, cujo objetivo era definir o perfil do idoso brasileiro. A partir desses encontros, promoveu-se um seminário nacional, no qual se constituiu um documento – a Política Social para Idosos (Queiroz, 1999).

Em 1978 foi criado o Sistema Nacional de Previdência e Assistência Social (SIMPAS) sendo a Legião Brasileira de Assistência (LBA) o órgão responsável pela prática de algumas das diretrizes da política para idosos, através do Programa de Atenção ao Idoso (PAI), vigorando até a extinção da LBA em 1995 (Queiroz, 1999).

A condição do aposentado(a), que retornasse ao mercado de trabalho foi regularizada em 1975 através da Lei nº 6.243 e em 1977 o Ministério da Previdência e Assistência Social estabeleceu a Política Social do Idoso. A Portaria nº 25 trouxe às pessoas idosas, não cobertas pelo regime previdenciário, a possibilidade de contar com a assistência social no Brasil (Haddad, 2000).

Em 1982, foi realizada em Viena uma assembleia internacional sobre o envelhecimento, da qual os participantes saíram com pautas para seus respectivos países. Os brasileiros retornaram com o objetivo de efetivarem uma Política Nacional para o Idoso.

Em meio à crise econômica e política, que assolava o país, o regime ditatorial foi enfraquecendo por uma série de questões, dentre elas, pelo fortalecimento dos movimentos sociais organizados e principalmente pelo fim do "Milagre Econômico", que era um dos pilares de sustentação desse regime.

A promulgação da Constituição em 1988, foi o ápice da redemocratização no Brasil, representando a base para a organização de um país de fato democrático, trazendo a abertura para participação efetiva da população na gestão e implementação de políticas. Foi a partir da nova Carta que conquistas ligadas à previdência social foram obtidas, sendo uma delas a equiparação dos benefícios destinados aos aposentados urbanos e rurais (Queiroz, 1999).

Goldman (2000), refere-se à Constituição de 1988 como um dispositivo legal de ampliação dos direitos da pessoa idosa, apesar do artigo 230 enfatizar que pertence à família, à sociedade e ao Estado o dever de amparar o idoso e prestar-lhe atenção. Ainda assim, pode-se inferir que a Constituição de 1988, conhecida como "Constituição Cidadã" constituiu a engrenagem para o surgimento das políticas de atenção à pessoa idosa.

Em 1989 foi realizado, em Brasília, um seminário, cujo tema foi uma Política para a Terceira Idade nos anos 1990. O que resultou em um documento de recomendação à efetivação da Política Nacional do Idoso (PNI).

Em 1991 foi promulgada a Lei nº 8.222, que excluiu o direito a irredutibilidade dos benefícios de aposentados e pensionistas, estabelecido pela na Constituição de 1988 e garantiu como forma de compensação, o reajuste de 147%, mas esse reajuste não incluía os beneficiários do INSS (Paz, 2004).

Em dezembro de 1993, foi sancionada a Lei Orgânica de Assistência Social (LOAS), pioneira em apresentar um benefício destinado aos idosos necessitados – Benefício de Prestação Continuada (BPC) – concedido a idosos com 65 anos ou mais e para pessoas portadoras de deficientes de todas as idades, cujas famílias comprovassem ter uma renda per capta até um quarto do salário mínimo. Apesar de configurar um benefício focalista, como prevê a lógica neoliberal, o BPC configura um avanço no âmbito das questões sociais, trazendo a essa parcela da população brasileira, antes alijada, o exercício mínimo de dignidade, por meio do viés de política de transferência de renda.

Em janeiro de 1994 foi aprovada a Lei 8.842 que criou a Política Nacional do Idoso (PNI), sendo regulamentada apenas em 1996, logo após o ocorrido na Clínica Santa Genoveva, no Rio de Janeiro, onde pessoas idosas vieram a óbito, vítimas de maus tratos. Fato que mobilizou a população, "forçando" a assinatura do decreto de regulamentação.

Importa destacar que a PNI trouxe um aspecto relevante no que tange à questão do acolhimento senil, pois a partir de sua promulgação foi implementada a fiscalização e a regulamentação das normas para a estruturação das instituições de longa permanência e consequente intensificação das fiscalizações por parte do Ministério Público.

No ano de 1999 foi promulgada a Política de Saúde do Idoso (PNSI) através da Portaria nº 1.395, como um desdobramento da PNI. Entretanto, apesar da promulgação desta lei constituir um grande avanço no campo das políticas de saúde para idosos, poucas portarias foram efetivadas. Duas portarias foram assinadas em 2002, as Portarias 702 e a 703. A Portaria 702 teve com o propósito a criação mecanismos para a organização e implantação de Redes Estaduais de Assistência à Saúde do Idoso, com a implantação de centros de referência.

A Portaria 703 instituiu o Programa de Assistência aos Portadores da Doença de Alzheimer. E a Portaria 843 estabelece protocolos clínicos e diretrizes terapêuticas para o diagnóstico e tratamento da doença.

A Portaria 249 de 16/04/2002 aprova as Normas para Cadastramento de Centros de Referência em Assistência à Saúde da Pessoa Idosa. No entanto, o país ainda carece de aparatos fundamentais, como: os hospitais dia, centros dia, assistência domiciliar e, sobretudo atendimento ambulatorial especializado.

Em 2003 foi promulgado o Estatuto do Idoso através da Lei nº 10.741, que difere das outras leis voltadas para este segmento, por deliberar sobre os direitos fundamentais, a partir deste instrumento a população idosa passa a contar com um sistema de proteção, que assegura o exercício de direitos.

CAPÍTULO 2 ■ POLÍTICAS PÚBLICAS PARA PESSOA IDOSA NO BRASIL

No Brasil, o ano de 2006 pode ser considerado um marco na atenção à saúde da pessoa idosa, com o advento do Pacto de Gestão, através da portaria de nº. 399, "que implica o exercício simultâneo de definição de prioridades articuladas e integradas em três dimensões: Pacto pela Vida, Pacto em Defesa do SUS e Pacto de Gestão do SUS" (Pacto pela Saúde. 2006: p. 1).

Como desdobramento do Pacto pela vida, em outubro de 2006 foi revogada a Portaria 1.395 – da PNSI, e promulgada a Lei 2.528, que dispõe sobre a Política Nacional de Saúde da Pessoa Idosa (PNSPI) assumindo como principal questão inerente ao envelhecimento "a perda das habilidades físicas e mentais necessárias para a realização de atividades básicas e instrumentais da vida diária" (PNSPI. 2006:2). Esta política elege a capacidade funcional como o paradigma para o planejamento das ações de saúde do idoso nos diversos níveis de complexidade (Telles, 2007).

A PNSPI é abrangente e destaca a necessidade de investimento em ações, que atendam as demandas da população idosa independente, assim como o segmento de idosos fragilizados.

Ao longo dos anos, o arcabouço legal em prol da população idosa foi aumentando com a criação de novas Portarias, Decretos e Leis (Sanchez, 2016). Os Quadros 2-1 e 2-2 apresentam a legislação antes e depois da promulgação da Constituição de 1988.

Quadro 2-1. Ações em Prol da População Idosa Anterior à Constituição de 1988

Iniciativa	Ano	Objetivo
Aposentadoria para funcionários dos Correios	1988	Destinar aposentadoria para aqueles com no mínimo 60 anos e 30 anos de serviço
Caixa de aposentadoria e pensões	1923	Garantir pensão, aposentadoria, assistência médica e auxílio farmacêutico aos ferroviários
Declaração Universal dos Direitos Humanos	1948	Incluir a velhice, dentre outros, no rol de condições merecedoras de respeito
Criação da Sociedade Brasileira de Geriatria	1961	Congregar médicos para desenvolver atividades científicas sobre envelhecimento
SESC	1963	Desenvolver atividades sociais através de grupos e centros de convivência
LBA	1942	Prestar assistência e supervisão aos asilos
Criação do Instituto Nacional de Previdência Social – INPS	1974	Desvincular as questões previdenciárias das empresas e sindicatos
Renda mensal vitalícia	1974	Destinar uma renda aos maiores de 70 anos não cobertos pela previdência

Quadro 2-1. *(Cont.)* Ações em Prol da População Idosa Anterior à Constituição de 1988

Iniciativa	Ano	Objetivo
Programa de Apoio ao Idoso – PAI – Instituto Nacional de Previdência Social – INPS	1975	Organizar e implementar grupos de convivência para idosos previdenciários nos postos de atendimento
Política Social do Idoso	1976	Estabelecer diretrizes básicas para uma política social voltada ao idoso
Criação da Associação Cearense Pró-idoso	1977	Reivindicar os direitos dos idosos em parceria com o Governo Federal
Reforma da Previdência – Criação do Sistema Nacional de Previdência e Assistência Social. Ações do PAI passam para a LBA	1977	Distribuir materiais, alimentos, órteses, próteses etc.
I Assembleia Mundial sobre Envelhecimento	1982	Apresentar os princípios das Nações Unidas em favor das pessoas idosas
1º Conselho de Defesa dos Direitos dos Idosos (SP)	1984	
Criação da Associação Nacional de Gerontologia (ANG)	1985	Desenvolver ação política junto a órgãos e instituições públicas e privadas, reivindicando a melhoria do atendimento aos idosos
Reestruturação da LBA – O PAI passa a ser denominado PAPI (Projeto de Apoio à Pessoa Idosa)	1987	Oportunizar maior participação social e desenvolver a discussão ampla da situação dos idosos
Programa da Saúde do Idoso no Ministério da Saúde lança o jornal "Viva bem a idade que você tem"	1987	Discutir os diversos aspectos do envelhecimento com a população brasileira
Aposentadoria para funcionários dos Correios	1988	Destinar aposentadoria para aqueles com no mínimo 60 anos e 30 anos de serviço
Caixa de aposentadoria e pensões	1923	Garantir pensão, aposentadoria, assistência médica e auxílio farmacêutico aos ferroviários
Declaração Universal dos Direitos Humanos	1948	Incluir a velhice, dentre outros, no rol de condições merecedoras de respeito
Criação da Sociedade Brasileira de Geriatria	1961	Congregar médicos para desenvolver atividades científicas sobre envelhecimento
SESC	1963	Desenvolver atividades sociais através de grupos e centros de convivência

Quadro 2-1. *(Cont.)* Ações em Prol da População Idosa Anterior à Constituição de 1988

Iniciativa	Ano	Objetivo
LBA	1942	Prestar assistência e supervisão aos asilos
Criação do Instituto Nacional de Previdência Social – INPS	1974	Desvincular as questões previdenciárias das empresas e sindicatos
Renda mensal vitalícia	1974	Destinar uma renda aos maiores de 70 anos não cobertos pela previdência
Programa de Apoio ao Idoso – PAI – Instituto Nacional de Previdência Social – INPS	1975	Organizar e implementar grupos de convivência para idosos previdenciários nos postos de atendimento
Política Social do Idoso	1976	Estabelecer diretrizes básicas para uma política social voltada ao idoso
Criação da Associação Cearense Pró-idoso	1977	Reivindicar os direitos dos idosos em parceria com o Governo Federal
Reforma da Previdência – Criação do Sistema Nacional de Previdência e Assistência Social. Ações do PAI passam para a LBA	1977	Distribuir materiais, alimentos, órteses, próteses etc.
I Assembleia Mundial sobre Envelhecimento	1982	Apresentar os princípios das Nações Unidas em favor das pessoas idosas
Criação da Associação Nacional de Gerontologia (ANG)	1985	Desenvolver ação política junto a órgãos e instituições públicas e privadas, reivindicando a melhoria do atendimento aos idosos
Reestruturação da LBA – O PAI passa a ser denominado PAPI (Projeto de Apoio à Pessoa Idosa)	1987	Oportunizar maior participação social e desenvolver a discussão ampla da situação dos idosos
Programa da Saúde do Idoso no Ministério da Saúde lança o jornal "Viva bem a idade que você tem"	1987	Discutir os diversos aspectos do envelhecimento com a população brasileira

Fonte: Sanchez MAS. O idoso e a legislação no Brasil, 2016.

Quadro 2-2. Ações em Prol da População Idosa após a Constituição de 1988

Iniciativas	Ano	Objetivo
Código de Defesa do Consumidor	1993	Incluir também como agravante os crimes praticados contra a pessoa idosa
Alteração do Código Civil – Lei nº 3.071	1993	Incluir parágrafo de aumentando a proteção ao idoso
Lei Orgânica de Assistência Social	1993	Organizar a assistência e regulamentar direitos para a pessoa idosa garantidos pela Constituição Federal
Lei Nº 8.926	1994	Tornar obrigatória a inclusão, nas bulas de medicamentos, de advertências e recomendações sobre seu uso por pessoas de mais de 65 anos.
Regulamentação da Política Nacional do Idoso	1996	Assegurar os direitos sociais do idoso
Aprovação da Política Nacional de Saúde do Idoso	1999	Estabelecer diretrizes para os programas, planos, projetos e atividades na atenção integral às pessoas em processo de envelhecimento e à população idosa
Portaria GM/MS N.º 280/1999 Institui a obrigatoriedade do acompanhante de idoso	1999	Tornar obrigatório nos hospitais públicos, contratados ou conveniados com o Sistema Único de Saúde (SUS), a viabilização de meios que permitam a presença do acompanhante de pacientes maiores de 60 (sessenta) anos de idade, quando internados
Lei N. 10.048 - Dá prioridade de atendimento	2000	Destinar atendimento prioritário, dentre outros, ás pessoas idosas com idade igual ou superior a 60 (sessenta) anos
Portaria SAS/MS N.º 249/2000 Criação das Redes Estaduais de Assistência à Saúde do Idoso	2000	Aprovar as Normas para cadastramento de Centros de Referência em Assistência à Saúde do Idoso
Lei N. 10.173 – Altera a Lei nº 5.869, de 11 de janeiro de 1973 - Código de Processo Civil	2001	Dar prioridade de tramitação aos procedimentos judiciais em que figure como parte pessoa com idade igual ou superior a 65 (sessenta e cinco) anos
Portaria MPAS/SEAS Nº 73	2001	Definir normas de funcionamento de serviços de atenção ao idoso no Brasil

CAPÍTULO 2 ▪ POLÍTICAS PÚBLICAS PARA PESSOA IDOSA NO BRASIL   19

Quadro 2-2. *(Cont.)* Ações em Prol da População Idosa após a Constituição de 1988

Iniciativas	Ano	Objetivo
Portaria n.737 MS/GM Política Nacional de Redução da Morbimortalidade por Acidentes e Violências	2001	Reduzir da morbimortalidade por acidentes e violências no país, mediante o desenvolvimento de um conjunto de ações articuladas e sistematizadas
Portaria GM/MS N.º 702/2002 Criação das Redes Estaduais de Atenção à Saúde do Idoso	2002	Criar mecanismos para a organização e implantação de Redes Estaduais de Assistência à Saúde do Idoso
Portaria GM/MS N.º 703/2002 Cria o Programa de assistência aos portadores de doença de Alzheimer	2002	Instituir, no âmbito do Sistema Único de Saúde, o Programa de Assistência aos portadores da doença de Alzheimer
Portaria SAS/MS N.º 843, de 2002	2002	Estabelecer o protocolo clínico e diretrizes terapêuticas para a doença de Alzheimer
II Assembleia Mundial do Envelhecimento	2002	Recomendar a adoção de medidas seguindo três direções prioritárias: os idosos e o desenvolvimento; promover a saúde e bem-estar até chegar à velhice e criar ambientes propícios e favoráveis
Lei nº 10.741 – Dispõe sobre o Estatuto do Idoso e dá outras providências	2003	Regular os direitos assegurados às pessoas com idade igual ou superior a 60 (sessenta) anos
Plano de Ação para o Enfrentamento da Violência Contra a Pessoa Idosa	2005	Estabelecer estratégias sistêmicas de ação, organização, coordenação, controle, acompanhamento e avaliação de todas as etapas da execução das ações de prevenção e enfrentamento da violência contra a pessoa idosa
Portaria 399/2006 – Pacto de Gestão/Pacto pela vida	2006	Estabelecer metas pactuadas com estados e municípios para a saúde do idoso
Portaria 2.528 cria a Política Nacional de Saúde da Pessoa Idosa	2006	Recuperar, manter e promover a autonomia e a independência dos indivíduos idosos, direcionando medidas coletivas e individuais de saúde em consonância com os princípios e diretrizes do Sistema Único de Saúde
Decreto no 5.934	2006	Estabelecer gratuidade de duas vagas para transporte interestadual
Implantação da caderneta do idoso	2006	Qualificar o cuidado da pessoa idosa na atenção básica

Quadro 2-2. *(Cont.)* Ações em Prol da População Idosa após a Constituição de 1988

Iniciativas	Ano	Objetivo
Lei nº 11.433 – Dispõe sobre o dia Nacional do Idoso	2006	Incumbir os órgãos públicos de promover a realização e divulgação de eventos que valorizem a pessoa do idoso na sociedade
Resolução CFM Nº 1.805	2006	Permitir ao médico, diante de enfermidades graves e incuráveis na fase terminal, limitar ou suspender procedimentos e tratamentos que prolonguem a vida do doente, garantindo-lhe os cuidados necessários para aliviar os sintomas que levam ao sofrimento, na perspectiva de uma assistência integral, respeitada a vontade do paciente ou de seu representante legal
Lei nº 1.344. Alteração do inciso II do artigo 1.641 do Código Civil	2010	Alterar a idade de 60 para 70 anos a obrigação de a pessoa se casar com regime de separação de bens
Lei Nº 12.213	2010	Financiar os programas e as ações relativas ao idoso com vistas em assegurar os seus direitos sociais e criar condições para promover sua autonomia, integração e participação efetiva na sociedade
Portaria Nº 228	2010	Estabelecer parâmetros sobre a Doença de Parkinson no Brasil e de diretrizes nacionais para diagnóstico, tratamento e acompanhamento dos indivíduos com esta doença
Resolução 1.995	2012	Definir diretivas antecipadas de vontade como uma decisão do paciente

Importa considerar que durante o período pandêmico (Covid-19), vivenciado recentemente houve uma estagnação não apenas no que se relaciona às políticas voltadas à pessoa idosa, mas de forma geral as mazelas sociais foram ainda mais agravadas com a exacerbação da questão social, devido ao agravamento das questões sociais no Brasil e no mundo.

CONSIDERAÇÕES FINAIS

O país envelheceu e continua a envelhecer; porém o investimento na implementação das políticas públicas não acompanha a contento o processo de envelhecimento. Ainda hoje, observa-se o caos e o abandono de setores estratégicos, como saúde e previdência o que afeta sobremaneira as classes populares em sua totalidade (Goldman, 2000). Além do hiato estabelecido entre a promulgação de uma legislação específica e sua efetividade na prática. A precariedade do setor saúde é ainda um problema para o enfrentamento da questão social da população que envelhece.

Em decorrência do processo de envelhecimento, nas últimas décadas, os perfis de saúde da população também passaram por transformações mais evidentes com o aparecimento das doenças crônico-degenerativas.

O envelhecimento, em si, não constitui problema de saúde pública. A questão problemática se concentra nas condições em que ocorre este envelhecimento e nas situações em que estarão as pessoas envelhecidas. Por isso, as ações devem ser redimensionadas, no sentido de promover um envelhecimento em condições favoráveis à preservação da capacidade funcional e manutenção da autonomia e independência, tornando-se necessário a implementação de políticas, que propiciem um planejamento adequado para uma intervenção eficiente.

Por outro lado, torna-se visível que uma política orientada por esse ideário requer investimentos para capacitação de pessoal, equipamentos especializados e reestruturação dos espaços físicos. E ações similares para a rede de suporte social formal, e, sobretudo, à rede informal, destacando-se aqui a família quando assume o papel de cuidadora de um idoso dependente, o que ainda, não aparece contemplado em nenhuma política específica.

A construção das políticas públicas no Brasil deu-se com o intuito de atender as classes produtivas no âmbito da correlação de forças, no regime de produção capitalista, acabando por deixar a impressão que os demais poderiam ser descartáveis, já que, não se constituem como funcionais ao sistema.

Não obstante, grandiosos avanços político-sociais alcançados nas últimas décadas em prol dos idosos, o país depara-se com a lentidão com que as ações são, de fato, realizadas, o que foi agravado recentemente pelo período da pandemia. As políticas estão postas e os problemas estão aparentes. Falta-nos; portanto, gestores capazes de viabilizar a execução das leis, decretos e portarias.

REFERÊNCIAS BIBLIOGRÁFICAS

Bering ER, Boschetti I. Política Social: fundamentos e história. Biblioteca Básica do serviço social; v.2. 2a ed. São Paulo: Cortez; 2007.

Brasil. Portaria nº 2528/GM, de 19 de outubro de 2006. Aprova a Política Nacional de Saúde da Pessoa Idosa.

_____. Portaria nº 399, de 22 de fevereiro de 2006. Divulga o Pacto pela Saúde: consolidação do SUS e aprova as diretrizes operacionais do referido pacto.

Fanfani ET. Pobreza e política social. In: Isuani EA et al. (Orgs). El Estado Benefactor: Um paradigma en crise. Buenos Aires, Miño y D'avila; 1991.

Goldman SN. Velhice e Direitos Sociais. In: Paz S et al. Envelhecer com cidadania: quem sabe um dia? Rio de Janeiro: CBCISS-ANG/Seção Rio de Janeiro; 2000, p.13-43.

Haddad EGM. Idosos: do assistencialismo ao Direito. In: Revista Inscrita. CFSS 2000 Jul;3(6):25-30.

Mendonça SR. Estado e economia no Brasil: opções de desenvolvimento. Rio de Janeiro: Graal; 1985.

Paz SF. Movimentos Sociais: participação dos idosos. In: PY L et al. (Orgs). Tempo de Envelhecer: percursos e dimensões psicossociais. Rio de Janeiro: NAU Editora; 2004, p. 39-60.

Pereira PAP. Necessidades humanas: subsídios à crítica dos mínimos sociais. São Paulo: Cortez; 2000.

Queiroz Z. Participação popular na velhice: possibilidade real ou mera utopia? In: Revista O Mundo da Saúde 1999 Jul;23(23):204-13.

Sanchez MAS. O idoso e a legislação no Brasil. In: Kitner D, Jaluul O (Orgs.). Programa de atualização em geriatria e gerontologia: Ciclo 2. Porto Alegre: Artmed Panamericana; 2016.

Santos WG. Cidadania e Justiça. As políticas Sociais na ordem brasileira. Rio de Janeiro: Ed. Campus; 1987. (Cap. III, IV e V).

Telles JL. Perspectivas e desafios para o planejamento das ações do Pacto pela Vida saúde da população idosa. Contribuições para o debate. DAPE/SAS/MS, 2007.

PARTICIPAÇÃO E CONTROLE SOCIAL NO CONSELHO NACIONAL DOS DIREITOS DA PESSOA IDOSA

Vicente de Paula Faleiros

Este texto aborda a questão do exercício da democracia participativa que se realiza de forma deliberativa em órgãos de incidência nas políticas públicas, como os conselhos de direitos. Num primeiro momento situa a questão da participação em sua dimensão conceitual, passando-se à questão da legislação sobre o Conselho Nacional dos Direitos da Pessoa Idosa (CNDPI), seguida de análise do contexto histórico. Em 2022 foi sancionada a Lei nº 14.423/2022, que muda o nome de Estatuto do Idoso para Estatuto da Pessoa Idosa. O CNDI passou a denominar-se CNDPI.

DEMOCRACIA PARTICIPATIVA

A participação democrática consiste na abertura de espaços públicos para manifestação da voz, do voto, do controle, da divergência por parte da sociedade em relação à governança e à exigência da transparência, da prestação de contas e da consonância das ações do governo com as demandas da sociedade. A participação não se faz somente por meio dos conselhos, visto que a governança implica múltiplas articulações. Os conselhos são organismos vivos de interação Estado/sociedade que articulam formas coletivas de deliberação e de influência. Assim, um conselho será mais ou menos forte se houver uma sociedade organizada e participante que dele faça parte, além de ter condições concretas para seu funcionamento e expressão. A democracia participativa se articula à democracia representativa com eleições periódicas.

O processo de participação não se faz linearmente, mas fundamentalmente pelo conflito. A relação de um conselho com as estruturas burocráticas e políticas processa-se com embates. O poder instituído convive com a expressão do instituinte, ou seja, da mobilização e da pressão da sociedade pelo exercício do confronto e da negociação com o Estado. É uma parceria conflituosa entre Estado e sociedade (Faleiros, 2010a). Essa participação pressupõe acesso à informação, o direito de fala, a viabilidade de contestação, o compartilhamento de decisões, a liberdade de opinião e a transparência. No entanto, os conselhos podem se tornar apenas "homologadores" dos interesses dominantes do governo com imposições para engolir o assunto mastigado.

A participação é, ao mesmo tempo, um dispositivo, um processo, um horizonte, uma bandeira de luta, bem como um instrumento pedagógico de aprendizagem da decisão coletiva e um forte canal de pressão da população sobre os órgãos públicos. Democracia não se resume no uso do procedimento eleitoral e na coleta do voto da maioria, pressupondo o aprofundamento da expressão da divergência, da pressão e do diálogo como direito do cidadão. Contrapõe-se a um Estado burocrático, autoritário e rígido, trazendo para a agenda pública o exercício da cidadania, na defesa da equidade e da redução das desigualdades na perspectiva dos direitos humanos. Os conselhos manifestam resistência à dominação com expressão de demandas de grupos excluídos da fala de representantes parlamentares que se vinculam aos interesses das classes dominantes, manifestando a voz da pluralidade de atores e movimentos da sociedade. A política pública é uma arena de disputa pelo controle social dos recursos orçamentários e do poder de decisão. O Estado se insere na dinâmica das pressões e contrapressões das forças da sociedade. Configura uma correlação de forças (Faleiros, 2010b).

A institucionalidade democrática se fundamenta no Estado de direito, que o neoliberalismo e o autoritarismo vêm questionando ao forçar sua redução ou desregulação em favor do mercado. A participação social nos conselhos, por sua vez, fortalece o Estado Democrático de Direito e os direitos assegurados no marco legal. Os valores democráticos da transparência, da decisão das maiorias e da solução dos conflitos pela negociação estão presentes na agenda dos conselhos. Essa resistência contra-hegemônica frente ao autoritarismo oportuniza na esfera pública um espaço de luta pela equidade e expressão do instituinte, que venha visibilizar e viabilizar a garantia de direitos existentes e ampliá-los, contrapondo-se às práticas clientelistas. As lutas das pessoas idosas e por seu protagonismo tornaram-se mais proativas nos conselhos desse segmento. Como o envelhecimento e a velhice são multidimensionais, suas dimensões podem se expressar na intersetorialidade das políticas nessas instâncias.

CONSTRUÇÃO DO CNDPI – CONSELHO NACIONAL DOS DIREITOS DA PESSOA IDOSA

A construção do CNDPI vem apresentada no Quadro 3-1 a partir da Constituição Federal de 1988 – CF, passando por várias normativas situadas em processos históricos complexos, fazendo com que este conselho assumisse formas diversas no contexto democrático brasileiro de mobilização social e política das forças sociais e governamentais que foram incorporando a questão do envelhecimento em suas agendas. A agenda do envelhecimento, no entanto, desenvolveu-se de forma menos proativa que a de outras agendas públicas, como a da criança e do adolescente. A visibilidade da velhice e do envelhecimento tornou-se mais presente com a mudança demográfica, embora a previdência social tenha sido objeto de regulamentação com a transformação do mundo do trabalho rural para o trabalho industrial. A assistência social para pessoas idosas exigiu novas agendas com a transição demográfica e a necessidade de sobrevivência na sociedade longeva.

No Quadro 3-1, elaborado de forma cronológica, é mencionada a legislação pertinente ao Conselho Nacional do Idoso/da Pessoa Idosa, considerando os governos respectivos. Comentários ao Quadro 3-1 vêm logo em seguida ao mesmo.

Quadro 3-1. Normativas e contexto do Conselho Nacional dos Direitos da Pessoa Idosa por Período

Ano	Legislação	Contexto (sumário)
1988	Constituição Federal do Estado Democrático de Direito	Fim do entulho autoritário da ditadura de 1964. Democracia representativa e participativa. Seguida da criação do SUS – Sistema Único de Saúde (1990) e da LOAS – Lei Orgânica da Assistência Social (1993)
1994	Lei nº 8.842 de 04/01/1994 – Política Nacional do Idoso. Cria o Conselho Nacional do Idoso – nos artigos 5º, 6º e 7º é órgão permanente, paritário e deliberativo	Governo Itamar Franco. Pós-*impeachment* de Collor. Atuação de movimentos sociais. Plano Real em 1994
1996	Decreto 1.948. Avaliação da Política do Idoso pelo Conselho de Seguridade Social. Veto dos artigos 11 a 18 que estruturavam o CNDI – por questão de competências federais e estaduais	Governo Cardoso eleito democraticamente. Presidencialismo de coalizão. Adotou política de redução do Estado, com privatizações e regulamentações
2002	Decreto 4.227 de 13/05/2022. Cria o CNDI no Ministério da Justiça e Decreto 4.287 de 20/06/2002 que apenas explicita a paridade	Governo Cardoso. Presidencialismo de coalizão. Estabelece o Conselho com 20 representantes, paritário, com 10 representantes do governo e 10 da sociedade
2003	Primeira reunião do CNDI. Estatuto do Idoso, com nome modificado posteriormente. O artigo 70 estabelece que o CNDI tem a função de zelar pelos direitos estabelecidos no Estatuto. Pode registrar entidades em suplência da falta de conselhos estaduais e locais (art. 48). É também fiscalizador (art. 52)	Governo Lula com predominância do Partido dos Trabalhadores (PT) e presidencialismo de coalizão. Contexto de forte mobilização pelos direitos humanos

Quadro 3-1. *(Cont.)* Normativas e Contexto do Conselho Nacional dos Direitos da Pessoa Idosa por período

Ano	Legislação	Contexto (sumário)
2004	Decreto 5.109/17 de junho de 2004 Caráter deliberativo do CNDI com 28 membros, sendo 14 para governo e sociedade, respectivamente	Governo Lula com predominância do Partido dos Trabalhadores (PT) e presidencialismo de coalizão. O Conselho passa a fazer parte da estrutura da Secretaria Especial dos Direitos Humanos da Presidência da República. No entanto, há orçamentos precários para a área
2010	Lei nº 12.213 – estabelece o Fundo Nacional do Idoso. Lei nº 10.683 – cria a Secretaria Nacional dos Direitos da Pessoa Idosa junto com a Secretaria de Pessoas com Deficiência	Governo Lula com presidencialismo de coalizão. Implementação de direitos sociais dentro do marco social democrático
2011	3ª Conferência dos Direitos da Pessoa Idosa	Aprova a proposta de uma Secretaria Nacional dos Direitos da Pessoa Idosa
2015	Estrutura de Governo	Governo Dilma Rousseff dando sequência ao Governo Lula. Cria-se o Ministério dos Direitos Humanos onde se localiza o CNDI (hoje CNDPI). Lutas pela criação da Secretaria Nacional dos Direitos do Idoso (hoje SNDPI)
2016	Lei nº 13.345 11/10/2016.	Governo Temer após golpe parlamentar contra Dilma. Recria a Secretaria Especial de Promoção e Defesa dos Direitos da Pessoa Idosa Nacional do Idoso
2017	Altera a estrutura de Governo, inclusive a Lei nº 10.683/2003, que estabelecia a Secretaria Nacional dos Direitos da Pessoa Idosa	Governo Temer com presidencialismo de coalizão. Cria os cargos de Secretário Especial de Promoção e Defesa dos Direitos da Pessoa Idosa do Ministério da Justiça e Cidadania. Não entra na pauta do Congresso. Somente uma alteração burocrática
2019	Decreto 9.759/2019. Extinção de colegiados	Governo Bolsonaro com presidencialismo de coalizão. Contexto conservador, autoritário e neoliberal

Quadro 3-1. *(Cont.)* Normativas e Contexto do Conselho Nacional dos Direitos da Pessoa Idosa por período

Ano	Legislação	Contexto (sumário)
2019	Decreto 9.893 de 27 de junho de 2019. O CNDI foi desfigurado. Redução do número de conselheiros para seis e centralidade em um só ministério e do poder de veto.	Governo Bolsonaro com presidencialismo de coalizão. Contexto conservador, autoritário e neoliberal. Reação parlamentar e da sociedade
2021	Decreto 10.643. CNDPI com 12 membros, sendo os governamentais dos Ministérios da Economia, Educação, Saúde, Cidadania e Desenvolvimento Regional. 01/10. Va Conferência dos Direito da Pessoa Idosa de forma virtual e boicotada. Posse de 12 Conselheiros	Governo Bolsonaro com presidencialismo de coalizão. Contexto conservador, autoritário e neoliberal. Ampliação do CNDPI em busca de certa legitimidade

Previsto na CF de 1988, o presidencialismo brasileiro, ao não dispor de maioria no Parlamento é forçosamente constrangido a formar blocos de apoio ao governo com alianças de partidos e troca de cargos e verbas numa coalização de governabilidade, nos quais se negociam propostas. Tanto Lula, de tendência à esquerda, como Bolsonaro, de extrema-direita, agregaram partidos diversos em torno de projetos governamentais. Nos dois primeiros governos de Lula havia mais representantes de partidos de centro-esquerda, e no governo Bolsonaro representantes de partidos de direita. A Constituição sofreu mais de uma centena de emendas, sendo 128 até dezembro de 2022.

Na CF de 1988 os conselhos de direitos passam a ser instâncias de controle social tanto pela nova forma participativa de proposição de políticas como de defesa de direitos. Expressam a descentralização democrática com vagas para representantes escolhidos na sociedade para tomada de decisões com representantes do governo, em paridade. Instituindo a participação do segmento idoso o artigo nº 230 expressa que: "A família, a sociedade e o Estado têm o dever de amparar as pessoas idosas, assegurando sua **participação** na comunidade, defendendo sua dignidade e bem-estar e garantindo-lhes o direito à vida."

Na esfera da legislação infraconstitucional, foi a Lei nº 8.842, de 4 de janeiro de 1994 que estabeleceu que os Conselhos Nacional, Estaduais, do Distrito Federal e Municipais do Idoso são órgãos paritários e deliberativos. O artigo 10 do Estatuto da Pessoa Idosa, de 2003, estabelece que é "obrigação do Estado e da sociedade assegurar à pessoa idosa a liberdade, o respeito e a dignidade, como pessoa humana e sujeito de direitos civis, políticos, individuais e sociais, garantidos na Constituição e nas leis, sendo que "o direito à liberdade (parágrafo 1º) compreende "V – **participação** na vida familiar e comunitária" e "VI – **participação** na vida política, na forma da lei". Vida familiar, vida comunitária e vida política. O artigo 53 assinala que "compete aos Conselhos, a supervisão, o acompanhamento, a fiscalização e a avaliação da política nacional do idoso, no âmbito das respectivas instâncias político-administrativas". Deve estimular a ampliação e o aperfeiçoamento dos mecanismos de participação e controle social, por intermédio de uma rede de proteção territorializada, visando fortalecer o atendimento dos direitos da pessoa idosa. Os conselhos podem encaminhar a aplicação de penalidades, devendo-se articular com o Ministério Público e a Vigilância Sanitária e devem propiciar uma estrutura capaz de receber denúncias. O estatuto confere a este órgão um poder de apuração (art. 65) de irregularidades em entidades de atendimento. Pode como instaurar inquérito civil e ação civil pública e atuar como substituto processual do idoso em situação de risco (art. 73).

Como enunciado no Quadro 3-1, o CNDPI passou por processo complexo. Foi instituído em 2002 na estrutura básica do Ministério da Justiça, por meio Decreto nnº 4.227/2002, retificado pelo Decreto nº 4.287/2002, com 20 representantes, 10 do governo e 10 da sociedade. No primeiro semestre de 2003 realizou-se a primeira reunião do Conselho, cuja implementação (art. 11 ao 18) fora objeto de veto na Lei nº 8.842.

Em 2004 foi promulgado o Decreto nº 5.109 de 17 de junho, estabelecendo explicitamente o caráter deliberativo desse conselho, passando a ter 28 membros, dos quais 14 são representantes da sociedade e 14 são do governo, fazendo parte da estrutura da Secretaria Especial dos Direitos Humanos da Presidência da República.

No governo Bolsonaro, o referido conselho foi desfigurado em suas funções. O Decreto nº 9.759 de 11 de abril de 2019, extinguiu órgãos colegiados da administração pública. Mas como o CNPDI estava previsto em lei, essa exigência legal fez Bolsonaro editar o Decreto nº 9.893 de 27 de junho de 2019 que estabeleceu um conselho reduzido em 80%, passando de 28 para seis membros com três do governo e três da sociedade. Os três governamentais eram apenas do Ministério da Mulher, da Família e dos Direitos Humanos, dirigido por Damares Alves, que nomeava o Secretário Nacional que detinha o voto de desempate nesse colegiado. Os antigos conselheiros eleitos e empossados foram destituídos de seus mandatos e a quase totalidade das entidades que eram representadas no CNDI se recusou a participar do simulacro esvaziado de conselho disposto pelo Decreto nº 9.893. O desmonte do conselho no governo Bolsonaro faz parte da negação da participação da sociedade, com uso de mecanismos próximos do fascismo para minar e solapar formas de institucionalização de mediações contraditórias ou divergentes dos conflitos para imposição de uma política que combina conservadorismo e neoliberalismo com autoritarismo. A esse autoritarismo reagiu a sociedade. O Fórum Nacional da Sociedade Civil de Defesa dos Direitos da Pessoa Idosa, a ABRAZ, a SBGG, a ANG, a Pastoral da Pessoa Idosa, e o Ministério Público, entre outras entidades, manifestaram sua inconformidade com a desidratação da participação no CNDI. Com a mobilização da sociedade vários parlamentares também reagiram ao Decreto nº 9.893. O deputado Chico d´Ângelo em 03 de julho de 2019 apresentou um Projeto de Decreto Legislativo (PDL 454) que sustava o citado decreto presidencial, tendo sido aprovado pela Comissão dos Direitos da Pessoa Idosa da Câmara dos Deputados, não chegando a ser votado na Comissão de Constituição e Justiça.

No Grupo de Trabalho de Direitos Humanos do Governo de Transição, após a eleição de Lula em 30 de outubro, em sessão pública virtual várias entidades propugnaram pela revogação do Decreto nº 9893, mas não foram atendidas no início do novo governo. Somente em 6 de abril de 2023 o CNDPI foi restabelecido pelo presidente Lula pelo Decreto nº 11.483, contando com 36 membros, sendo 18 entidades da sociedade civil sem fins lucrativo e 18 representantes do Governo. O decreto acrescentou quatro representantes de grupos especiais, ou seja, da igualdade racial, de mulheres, de indígenas e da população LGBQIA+.

A questão da destruição ou dos riscos à democracia vem sendo objeto de reflexão no âmbito das ciências políticas, sociais e humanas (Rousselin, 2014; Levitsky e Ziblatt, 2018). A extrema-direita se mobiliza no mundo globalizado impulsionando a ascensão de tendências conservadoras com raízes fundamentalistas religiosas e nacionalistas e com negação das regras democráticas do jogo político. O governo Bolsonaro não é um epifenômeno, pois se enraíza num contexto de hegemonia das classes dominantes (Faleiros, 2020) para acentuar a exploração do trabalho na destruição dos direitos humanos e trabalhistas, da participação, do meio ambiente, enfim, da cidadania.

No âmbito estadual não se constata modificação da legislação que estabelece os conselhos estaduais dos direitos da pessoa idosa, tendo sido realizadas, em 2019, as conferências estaduais dos direitos da pessoa idosa em 21 estados, exceto no Distrito Federal, Roraima, Paraíba, Sergipe, Minas Gerais, Mato Grosso do Sul e Paraná. O preconceito de ser a velhice um peso e/ou doença foi objeto de mobilização social.

Os conselhos têm caráter deliberativo, embora o Poder Executivo não leve em conta muitas de suas decisões. O Poder Legislativo, tanto em nível nacional, quanto estadual ou municipal considera comumente as decisões dos conselhos irrelevantes ou inócuas, mesmo ao enfrentar pressões para que sejam executadas ou transformadas em atos desses poderes. O Conselho Nacional de Saúde, o Conselho Nacional dos Direitos da Criança e do Adolescente, o Conselho de Assistência Social, dentre outros, têm editado resoluções que se fazem executar com muita articulação entre os Poderes Legislativo e

Executivo. Essa articulação de poder se estrutura e se manifesta de acordo com a correlação de forças da sociedade e na sua correlação com o Estado.

Nem sempre os conselhos têm reais condições de funcionamento, com pessoal e recursos necessários para sua totalidade bem como para as comissões permanentes e grupos temáticos. Cabe à sociedade e ao Estado Democrático de Direito a defesa e garantia dessa forma de participação deliberativa, assegurando-lhe viabilidade e legitimidade.

REFERÊNCIAS BIBLIOGRÁFICAS

Abranches S, Almeida R, Alonso A et al. Democracia em risco - 22 ensaios sobre o Brasil de hoje. São Paulo: Companhia das Letras, 2019.
Brasil. Constituição Federal de 1988. Acesso em 29/06/2020. Disponível em: http://www.planalto.gov.br/ccivil_03/constituicao/constituicao.htm
Brasil. Lei nº 10.741, de 1º de outubro de 2003. Estatuto do Idoso.
Brasil. Lei nº 8.842, de 4 de janeiro de 1994. Política Nacional do Idoso.
Faleiros VP. Estado e Sociedade. Parcerias e práticas contra a violência sexual. Brasília: Editora Universa, 2010a.
Faleiros VP. Notes about politics in Brazil today. SociolInt J 2020;4(2):64-65.
Faleiros VP. O trabalho da política. 2a ed. São Paulo: Cortez, 2010b.
Levitsky S, Ziblatt D. Como as democracias morrem. Rio de Janeiro: Zahar, 2018.
Rousselin P. Les démocraties en danger. Paris: Éditions First, 2014.

CONSELHOS DE DIREITOS DA PESSOA IDOSA: AVANÇOS, DESAFIOS E RETROCESSOS

Sandra Rabello de Frias

"Uma vida não questionada não merece ser vivida".
Platão

A luta pela construção de uma política que garantiria visibilidade e participação social da pessoa idosa nasce a partir da Constituição Brasileira de 1988 no artigo 194. O texto assegura participação da sociedade e poder público em ações destinadas a garantir os direitos relativos à saúde, à previdência e à assistência social.

O movimento social pela garantia de direitos da pessoa idosa, surge a partir da Política Nacional do Idoso (PNI) que traz no seu bojo a participação social e visibilidade dos indivíduos maiores de 60 anos. Ainda hoje a luta pelos direitos da pessoa idosa percorre um grande distanciamento entre o direito posto e a realidade da pessoa que envelhece no Brasil, principalmente pessoas idosas que se encontram abaixo da linha da pobreza, enfrentando as vicissitudes impostas pelos contrastes sociais, como etarismo e a dificuldade do acesso aos serviços de saúde, de assistência social e participação em espaços em que a pessoa idosa ganhe visibilidade, além de oportunidade para viver a velhice com dignidade. Precisamos reconhecer que a luta pelo envelhecimento com direitos e dignidade precede um debate intergeracional em nossa sociedade e só poderá avançar quando reconhecermos que o envelhecimento é um processo natural de curso de vida de todo ser vivo.

Lutemos então pelo exercício político que habita os espaços dos conselhos de direitos e fóruns de debates sobre a garantia de direitos da pessoa idosa.

ANÁLISE DE UMA POLÍTICA PÚBLICA QUE MUDOU A REALIDADE SOBRE OS DIREITOS SOCIAIS DA PESSOA IDOSA NO BRASIL

Sabemos que a Lei nº 8.842 de 4 de janeiro de 1994, criou a Política Nacional do Idoso e foi regulamentada pelo Decreto nº 1.948, de 3 de julho de

1996. O movimento para criação e instituição da lei foi articulado por entidades como CNBB, SBGG, ANG e OAB. Naquele momento histórico do país os movimentos sociais entendiam que seria a hora exata de construir uma política de direitos sociais que garantisse participação, empoderamento e visibilidade à pessoa idosa. Sendo assim, debates foram fomentados nas universidades, sindicatos, fóruns e grupos de pesquisadores da área social na perspectiva do que seria o movimento de luta pela defesa dos direitos da pessoa idosa.

É imperativo ressaltar que a Política Nacional do Idoso, destacou a importância da construção de colegiados que em participação social contribuiriam para ações e deliberações acerca dos direitos e da proteção da pessoa idosa. Sendo assim a lei estabeleceu em seu texto a criação de conselhos nacional, estaduais e municipais do idoso, órgãos permanentes, paritários e deliberativos, compostos por organizações governamentais e não governamentais, com a competência de formulação, coordenação, supervisão e avaliação da PNI, no âmbito das respectivas instâncias políticas e administrativas. Mas para que servem os conselhos de direitos da pessoa idosa?

Os Conselhos de Direitos da Pessoa Idosa são órgãos criados por lei e devem integrar, obrigatoriamente, a estrutura do poder executivo estadual, distrital ou municipal. Caracterizam-se como órgãos colegiados, permanentes, orientados pelo princípio da paridade, garantindo a representação de diferentes segmentos sociais e tendo por incumbência formular, supervisionar e avaliar as políticas públicas voltadas para as pessoas idosas nas esferas: nacional, estadual, distrital e municipal. Como órgãos superiores permanentes, deliberativos e paritários (art. 6º da Lei nº 8.842 de 04/01/1994) os Conselhos devem estar livres de qualquer condição de subordinação de caráter clientelístico, partidário e político. Sua natureza deliberativa significa que o colegiado tem autoridade e competência para intervir, formular, propor alterações, acompanhar, e avaliar as políticas públicas e ações privadas destinadas ao atendimento da pessoa idosa, incentivar e/ou propor, junto aos poderes e autoridades competentes, a criação dos Fundos do Idoso em sua instância político-administrativa. Permitindo assim estabelecer uma sociedade na qual a cidadania deixa de ser apenas um direito, mas transforma-se em realidade na busca, conquista e promoção de direitos locais relacionados com a temática da pessoa idosa. Já a natureza paritária significa que o conselho deve ser constituído por igual número de representantes do governo e da sociedade civil local. O conselho é um espaço de representação de todos os idosos que visa a integração e cidadania!

Com papel essencial para a garantia de um espaço propício de democracia participativa e de controle social que com a interlocução com os gestores públicos busca soluções compartilhadas e implementação de políticas públicas garantidoras dos direitos das pessoas idosas.

CAPÍTULO 4 ■ CONSELHOS DE DIREITOS DA PESSOA IDOSA 33

Quais as Principais Competências de um Conselho de Direitos da Pessoa Idosa?

- Zelar pela implantação, implementação, defesa e promoção dos direitos da pessoa idosa; propor aos órgãos competentes, opinar e acompanhar a criação e a elaboração da lei sobre política estadual ou municipal da pessoa idosa.
- Propor, formular, acompanhar, fiscalizar e avaliar as políticas e ações dos estados ou municípios destinadas à pessoa idosa, zelando pela sua execução.
- Cumprir e zelar pelas normas constitucionais e legais referentes à pessoa idosa, sobretudo a Lei Federal n° 8.842, de 04/01/1994 (Política Nacional do Idoso), a Lei Federal n° 10.741, de 01/10/2003 (Estatuto do Idoso) e demais leis de caráter estadual ou municipal.
- Denunciar à autoridade competente e ao Ministério Público o descumprimento de qualquer um dos dispositivos legais acima elencados.
- Receber e encaminhar aos órgãos competentes as petições, denúncias e reclamações sobre ameaças e violação dos direitos da pessoa idosa e exigir das instâncias competentes as medidas efetivas de proteção e reparação.
- Propor, incentivar e apoiar a realização de eventos, estudos e pesquisas voltados para a promoção, a proteção, a defesa dos direitos e a melhoria da qualidade de vida da pessoa idosa.
- Incentivar a criação de um fundo especial para captação de recursos destinados a atender as políticas, ações e programas destinados à pessoa idosa, bem como deliberar sobre aplicação dos recursos oriundos do mesmo, elaborando e aprovando os planos de ação e aplicação, e ainda acompanhar, fiscalizar sua utilização e avaliar os resultados.
- Elaborar seu regimento interno.
- Acompanhar a elaboração das peças orçamentárias: Plano Plurianual (PPA): Lei de Diretrizes Orçamentárias (LDO) e Lei Orçamentária Anual (LOA), com vista a assegurar a inclusão de dotação orçamentária compatível com as necessidades e prioridades estabelecidas, zelando pelo seu efetivo cumprimento e esforçando-se para realizar quaisquer outras atribuições que se apresentem.
- Divulgar os direitos das pessoas idosas, bem como os mecanismos que asseguram tais direitos.
- Organizar e realizar as conferências de direitos da pessoa idosa nas suas respectivas instâncias político-administrativas, em conformidade com o Conselho Nacional de Direitos da Pessoa Idosa (CNDI) e observando que a convocação para realização da Conferência é feita pelo chefe do executivo em cada instância administrativa, ou seja, o Presidente da República convoca a conferência nacional, os governadores as conferências estaduais e os prefeitos as conferências municipais.
- Fiscalizar as entidades de atendimento à pessoa idosa, como Instituições de Longa Permanência para Idosos e Centros-dia, conforme o Art. 52 do Estatuto

do Idoso onde lê-se: As entidades governamentais e não governamentais de atendimento ao idoso serão fiscalizadas pelos Conselhos do Idoso, Ministério Público, Vigilância Sanitária e outros previstos em lei (BRASIL, 2016).

Cabe ressaltar que após 29 anos de PNI, o poder executivo não garante boas condições para o aparelhamento dos conselhos e autonomia de suas ações no que concerne ao controle social. A quem cabe a promoção dos direitos da pessoa idosa?

DIREITOS HUMANOS NA ERA DA PNI

A política de Direitos Humanos na década de 1990, trouxe novos ares à luta pela dignidade da pessoa. Segundo Koerner (2003, p. 2) "nesse contexto tornaram-se decisivas a organização de instâncias de coordenação econômica (OMC) e a atribuição de um papel ampliado para agências financeiras, como o Banco Mundial."

A participação dos movimentos sociais organizados cria relevância em busca de agendas sociais e de políticas de meio ambiente, fortalecendo cada vez mais as aspirações dos grupos etários por causas que antes eram invisíveis da sociedade contemporânea.

Com o fortalecimento das políticas de direitos humanos em nível internacional, foram construídas agendas provocadas pelos movimentos sociais organizados fazendo com que os governos elaborassem políticas sociais e políticas ambientais.

CONSTRUÇÃO DO SISTEMA DE GARANTIA DE DIREITOS À PESSOA IDOSA E OS MOVIMENTOS SOCIAIS

Um movimento nacional formado por docentes, membros da ANG, SBGG, federação de aposentados e sindicatos, iniciou um debate em torno de projetos de Lei que constituíssem um estatuto semelhante ao Estatuto da Criança e do Adolescente e que ampliasse os direitos fundamentais de proteção, cuidado e direitos concedidos à toda pessoa com mais de 60 anos. A partir de intenso debate e mobilização de idosos engajados em lutas sindicais, nasce um projeto de lei de autoria do senador Paulo Paim que após intenso debate no congresso nacional, dá origem em 2003 à Lei nº 10.741 de 01 de outubro de 2003, denominado como Estatuto do Idoso.

O Estatuto do Idoso, ampliou sua contextualização nas questões de gênero e hoje é denominado Estatuto da Pessoa Idosa (Lei nº 14.423, de 22 de julho de 2022).

O estatuto da pessoa idosa, possui 118 artigos, assim elencados:

Título I - Disposições Preliminares Título II - Dos Direitos Fundamentais Capítulo I - Do Direito à Vida Capítulo II - Do Direito à Liberdade, ao Respeito e à Dignidade Capítulo III - Dos Alimentos Capítulo IV - Do Direito à Saúde Capítulo V - Da Educação, Cultura, Esporte e Lazer Capítulo VI - Da Profissionalização e do Trabalho Capítulo VII - Da Previdência Social Capítulo VIII - Da Assistência Social Capítulo IX - Da Habitação Capítulo X - Do Transporte Título III - Das Medidas de Proteção Capítulo I - Das Disposições Gerais Capítulo II - Das Medidas Específicas de Proteção Título IV - Da Política de Atendimento ao Idoso Capítulo I - Disposições Gerais Capítulo II - Das Entidades de Atendimento ao Idoso Capítulo III - Da Fiscalização das Entidades de Atendimento Capítulo IV - Das Infrações Administrativas Capítulo V - Da Apuração Administrativa de Infração às Normas de Proteção ao Idoso Título I - Disposições Preliminares Título II - Dos Direitos Fundamentais Capítulo I - Do Direito à Vida Capítulo II - Do Direito à Liberdade, ao Respeito e à Dignidade Capítulo III - Dos Alimentos Capítulo IV - Do Direito à Saúde Capítulo V - Da Educação, Cultura, Esporte e Lazer Capítulo VI - Da Profissionalização e do Trabalho Capítulo VII - Da Previdência Social Capítulo VIII - Da Assistência Social Capítulo IX - Da Habitação Capítulo X - Do Transporte Título III - Das Medidas de Proteção Capítulo I - Das Disposições Gerais Capítulo II - Das Medidas Específicas de Proteção Título IV - Da Política de Atendimento ao Idoso Capítulo I - Disposições Gerais Capítulo II - Das Entidades de Atendimento ao Idoso Capítulo III - Da Fiscalização das Entidades de Atendimento Capítulo IV - Das Infrações Administrativas Capítulo V - Da Apuração Administrativa de Infração às Normas de Proteção ao Idoso Capítulo VI - Da Apuração Judicial de Irregularidades em Entidades de Atendimento Título V - Do Acesso à Justiça Capítulo I - Disposições Gerais Capítulo II - Do Ministério Público Capítulo III - Da Proteção Judicial dos Interesses Difusos, Coletivos e Individuais Indisponíveis ou Homogêneos Título VI - Dos Crimes Capítulo I - Das Disposições Gerais Capítulo II - Dos Crimes em Espécie Título VII - Disposições Finais e Transitórias.

No que tange aos conselhos de direitos da pessoa idosa, vale ressaltar o capítulo III, que trata da fiscalização das entidades de atendimento em seu artigo 52. Na lei o texto se refere ao conselho como fiscalizador mas o texto não explicita qual a função da fiscalização nos termos da lei, o que no meu entendimento abre uma lacuna sobre a fundamentação da fiscalização quanto a responsabilidade do conselho na apuração de possíveis irregularidades apontadas nas entidades de atendimento à pessoa idosa.

Então quais são de fato as competências dos conselhos de direitos da pessoa idosa? Precisamos ressaltar que a criação dos conselhos de direitos representa em nosso ordenamento jurídico um importante avanço na garantia de direitos sociais, uma vez que em sua expressão há um retrato da representação da sociedade civil, no que concerne ao seguimento governamental. Todos devem estar voltados a um debate de construção coletiva para a formulação de novas proposições que fortaleçam as políticas públicas para o seguimento das pessoas idosas.

MAS QUAIS SÃO AS DIFICULDADES ENFRENTADAS PELOS CONSELHOS DE DIREITOS DA PESSOA IDOSA NO QUE TANGE A OPERACIONALIZAÇÃO DA SUA COMPETÊNCIA ADMINISTRATIVA?

Destaca-se neste texto a experiência da autora atuando durante 23 anos no Conselho Estadual de Defesa dos Direitos da Pessoa Idosa do Estado do Rio de Janeiro.

Vamos começar pela ausência de interesse da máquina estatal em fortalecer o controle social na perspectiva do implemento de projetos e ações que fortaleçam as políticas públicas em defesa à pessoa idosa. Os entraves burocráticos do poder executivo interferem nas iniciativas propostas pelo colegiado no que tange a rotina administrativa dos procedimentos inerentes às orientações necessárias ao andamento dos trabalhos e propostas que são deliberados no colegiado. A fragilidade das ações deliberativas do colegiado se perdem facilmente pela descontinuidade das ações em razão da demora das respostas no encaminhamento das decisões do conselho. Percebemos dificuldades na rotina dos conselhos em relação a burocracia estabelecida pela máquina administrativa na publicação de atas sobre eleição dos novos membros do conselho e publicação de editais referente aos fundos da pessoa idosa.

Outra dificuldade que traz atrasos nas decisões ou deliberações dos conselhos, concentra-se na falta de quórum, ou seja, as reuniões deliberativas que geralmente ocorrem mensalmente, dificilmente contam com a participação de conselheiros para deliberações sobre as ações no qual o conselho deve atuar. Outra questão que contribui muito para fragilidade das ações do conselho é a falta de capacitações periódicas sobre políticas públicas, atribuições dos conselheiros, fundo da pessoa idosa e rede de atenção e proteção à pessoa idosa, que na I Conferência nacional dos direitos da pessoa idosa, denominamos de RENADI (Rede Nacional dos Direitos da pessoa idosa).

Os conselheiros pouco sabem sobre os procedimentos que envolvem as práticas e atribuições dos conselhos de direitos da pessoa idosa. No que diz respeito à eleição dos representantes da sociedade civil, também vejo uma certa dificuldade nos aspectos que envolvem a falta de rotatividade de entidades representativas. Os fóruns de debate das políticas da pessoa idosa parecem não estimular a participação de entidades representativas de ações em defesa da pessoa idosa. Ano após ano as mesmas entidades da sociedade civil são conduzidas ao CEDEPI sem a perspectiva de inovação do colegiado a fim de construímos novos paradigmas sobre as políticas para a pessoa idosa. Uma outra distorção sobre o acesso dos representantes, recai sobre os representantes das ILPIs no colegiado que ingressam quase sempre no conselho para defender as causas inerentes a sua representação quando deveriam defender os direitos de todo cidadão que envelhece. Essas questões por muitas vezes trazem conflitos de interesse aos debates políticos.

CONSIDERAÇÕES FINAIS

O movimento de luta em defesa da pessoa idosa, vem ganhando visibilidade ao longo dos anos, contudo as pessoas que envelhecem parecem não ter a percepção sobre a busca da representatividade do segmento no tocante à participação efetiva nos conselhos tanto como representantes das entidades eleitas ao colegiado, bem quanto como protagonistas dos interesses sobre a questão do envelhecer, seus direitos e dignidade.

Para a efetiva participação nas lutas e debates sobre os direitos da pessoa idosa, torna-se necessário que os conselhos de direitos da pessoa idosa, ganhem os espaços públicos para sensibilizar o cidadão que envelhece à participação social na perspectiva do fortalecimento das lutas e programas de governo que realmente atendam os anseios de uma sociedade em franco processo de envelhecimento.

REFERÊNCIAS BIBLIOGRÁFICAS

Brasil. Lei nº 10.741, de 1 de outubro de 2003. Dispõe sobre o Estatuto do Idoso e dá outras providências. Brasília: Senado Federal, 2011.

_____. Lei nº 14.423, de 22 de julho de 2022. Altera a Lei nº 10.741, de 1º de outubro de 2003, para substituir, em toda a Lei, as expressões "idoso" e "idosos" pelas expressões "pessoa idosa" e "pessoas idosas", respectivamente. Brasília: Planalto, 2022.

_____. Lei nº 8.842, de 4 de janeiro de 1994. Dispõe sobre a política nacional do idoso, cria o Conselho Nacional do Idoso e dá outras providências. Brasília: MPAS, 1994.

_____. Ministério da Justiça e Cidadania. Quer um Conselho? Guia prático para a criação de conselhos e fundos estaduais e municipais de defesa dos direitos da pessoa idosa. Conselho Nacional dos Direitos do Idoso. Brasília: Ministério da Justiça e Cidadania, 2016. Disponível em: https://www.gov.br/mdh/pt-br/centrais-de-conteudo/pessoa-idosa/quer-um-conselho-2013-guia-pratico-para-a-criacao-e-conselhos-e-fundos-estaduais-e-municipais-de-defesa-dos-direitos-da-pessoa-idosa/view. Acesso em: 4 de agosto de 2023.

Koerner A. O papel dos direitos humanos na política democrática: uma análise preliminar. Revista Brasileira de Ciências Sociais 2003;18(53):1-16.

Parte II   Espaços Institucionais de Atenção

CRAS E CREAS: EQUIPAMENTOS QUE DEVEM SER REPENSADOS NA PERSPECTIVA DO ENVELHECIMENTO CONTEMPORÂNEO

CAPÍTULO 5

Paula da Silva Caldas

A TRAJETÓRIA DA POLÍTICA DE ASSISTÊNCIA SOCIAL NO BRASIL: DO VIÉS CARITATIVO À CONSTITUIÇÃO DE UMA POLÍTICA PÚBLICA

A Assistência Social, política pública de dever de provisão do Estado e direito do cidadão, visa atender a indivíduos e famílias, a quem dela necessitar, propondo-se a atuar nas situações de pobreza, violações de direitos, vulnerabilidades e risco social, foi dada através de um processo de construção histórica de luta e participação social.

Desde sua gênese a Política de Assistência Social era entendida como assistencialismo, filantropia, caridade, prestada principalmente pelas instituições religiosas da igreja católica e pelas primeiras damas da política, como era o caso dos orfanatos que prestavam serviços de acolhimento à sociedade (crianças, adolescentes pobres, órfãos, viúvas, pessoas com deficiência, pessoas em situação de rua, entre outros), bem como a Legião Brasileira de Assistência – LBA, uma instituição de origem filantrópica (sem fins políticos) que esteve à frente das ações de assistência social, desde a sua fundação em 1942, no governo ditatorial de Getúlio Vargas, sendo criada pela primeira-dama, a Sra. Darcy Vargas.

Vale ressaltar a importância do trabalho realizado pela LBA, ao longo de seus 50 anos de existência, pois sua gênese se deu na tentativa das primeiras-damas da sociedade estarem atuando com as famílias pobres, dos soldados e militares que participavam da Segunda Guerra Mundial.

> Tratava-se de uma organização de voluntárias com primeiras-damas em todo o Brasil. À época, o assunto era fortemente associado ao trabalho de mulheres por lidar com pobres, fazer caridade e não formar pautas políticas. Distribuíam de tudo, desde próteses à comida. A assistência era vista como um Estado de benevolência, e não de direito (Blog Portabilis).

Conforme vemos, ao longo da história do Brasil, principalmente no período ditatorial, algumas outras instituições foram criadas tais como o Sistema de Atenção ao Menor – SAM, que deu origem a Fundação de Bem-estar do Menor – FUNABEM e a Fundação Estadual de Bem-Estar do Menor – FEBEM, voltada para uma doutrina punitiva de prevenção à infância pobre, através de ações pedagógicas de cunho higienistas.

O mesmo ocorre com a LBA, que é nesse mesmo período transformada em fundação pública, mas sem alteração em seu escopo de atuação clientelista e voltado para os pobres, sem aspecto de proteção social pública. Suas ações foram extintas em 1995, com o término do Ministério de Bem-Estar Social e criação do Sistema de Assistência Social e das Comunidades Solidárias, com a então primeira-dama, Ruth Cardoso, no governo do presidente Fernando Henrique Cardoso.

É somente a partir da Constituição de 1988, a compreensão da Política Nacional de Assistência Social, como política pública, parte integrante da proteção social brasileira – Seguridade Social, através do tripé, com a Saúde e Previdência Social, que busca o enfrentamento da pobreza de forma integrada às políticas setoriais (saúde, educação, habitação, esporte e lazer, cultura, emprego e renda etc.), garantindo mínimos sociais e provimento de condições para atender contingências sociais e promovendo a universalização dos direitos sociais.

É com este determinante legal e mudança de paradigma de proteção social, agora entendido como de dever do Estado, que em 1993, que surge a Lei Orgânica de Assistência Social – LOAS, e garantindo, segundo o seu Art. 2º:

> A assistência social tem por objetivos: I – a proteção social, que visa à garantia da vida, à redução de danos e à prevenção da incidência de riscos, especialmente: a) a proteção à família, à maternidade, à infância, à adolescência e à velhice; b) o amparo às crianças e aos adolescentes carentes; c) a promoção da integração ao mercado de trabalho; habilitação e reabilitação das pessoas com deficiência e a promoção de sua integração à vida comunitária; e) a garantia de 1 (um) salário-mínimo de benefício mensal à pessoa com deficiência e ao idoso que comprovem não possuir meios de prover a própria manutenção ou de tê-la provida por sua família; II – a vigilância socioassistencial, que visa a analisar territorialmente a capacidade protetiva das famílias e nela a ocorrência de vulnerabilidades, de ameaças, de vitimizações e danos; III – a defesa de direitos, que visa a garantir o pleno acesso aos direitos no conjunto das provisões socioassistenciais.

Este arcabouço legal, legitima o primeiro benefício de transferência de renda assistencial, como política pública, previsto na Constituição Federal de 1988, o Benefício de Prestação Continuada – BPC, também conhecido popularmente pelo nome de "LOAS", que oferta a idosos, pessoas com deficiência e outras doenças crônicas, com incapacidade laboral e renda inferior a 1/4 do salário mínimo federal, um salário mínimo mensal para satisfazer as suas necessidades. Nesse período, instala-se a percepção de uma política voltada para os pobres, numa perspectiva de direitos com patamares universalistas, contudo, ofertando benefícios voltados em mínimos sociais.

Entretanto, diante uma conjuntura de retrações de direitos sociais, ocorrida nos anos 1990, com a ofensiva neoliberal se aprofundando no Brasil, no governo Collor, a LOAS perde sua expressão enquanto política pública para dar lugar aos serviços prestados pelas Organizações não Governamentais – ONG's e instituições filantrópicas, havendo o retorno das ações do Estado assistencialista e meritocrático, ou uma refilantropização da Assistência Social.

Em seu novo formato, a garantia de renda no campo da seguridade social vem operando por meio de uma política contributiva e por programas assistenciais, de natureza não contributiva e seletiva, dirigida a um público definido sob condições de renda. Essas ações perseguem objetivos distintos: enquanto o seguro social visa evitar as situações de ausência de renda nos casos da perda de capacidade de trabalho, os programas assistenciais buscam fazer frente às situações em que a pobreza já está instalada (Caldas, 2014, *apud Jaccoud*, 2009, p.10).

Passada uma década, a Política Nacional de Assistência Social – PNAS[1] (2004) passa a ser implementada, assim como a Norma Operacional Básica da Assistência Social – NOB-SUAS, como diretrizes de uma política pública

---

1 A Política Nacional de Assistência Social com o intuito de atender as necessidades do cidadão e de sua família, dos Sistemas de *Segurança de Sobrevivência* ou *de Rendimento e de Autonomia*; *Segurança de Convívio ou Vivência Familiar; Segurança de Acolhida*. Para atender essas *Seguranças*, a Política de Assistência Social estrutura o *Sistema de Proteção Social Básica e Especial*.
A *Proteção Social Básica* visa promover a inclusão social de grupos em situação de risco social nas políticas públicas, no mundo do trabalho e na vida comunitária e societária (Preventiva e Inclusiva). Tem como público-alvo os segmentos da população que vive em condições de *vulnerabilidade social*. Nela se encontram os *CRAS – Centros de Referência da Assistência Social* que atuam com famílias e indivíduos em seu contexto comunitário visando à orientação e o convívio sociofamiliar e comunitário.

de dever do Estado e direito do cidadão, por meio do Ministério de Desenvolvimento Social – MDS, dando centralidade à família, matriz das ações dessa política na atualidade, bem como a questão da territorialidade, já que se entende que os serviços, programas, projetos e benefícios prestados aos cidadãos, precisam estar mais próximos de seus domicílios e atendendo as suas necessidades locais.

Em 2005, a fim de executar os serviços estabelecidos pela PNAS, é organizado e sancionado o Sistema Único de Assistência Social – SUAS, através de um forte movimento coletivo, iniciado em dezembro de 2003, onde o então Presidente Luís Inácio Lula da Silva, convoca a IV Conferência de Assistência Social, a fim de discutir sobre a necessidade de o governo implementar uma política de assistência social que tivesse suas bases ancoradas na universalização do direito à proteção social, pelo viés da cidadania e ainda que rompesse com as práticas subservientes e clientelistas caracterizadas na ajuda aos mais pobres e carentes, não levando em consideração sua condição de "cidadãos de direitos".

Em sua concepção o SUAS se torna um avanço e apresenta consensos que vêm de encontro à necessidade de se pensar uma política social que dê conta do atual quadro de reforma de Estado, implementada com a ofensiva neoliberal. No seu bojo, traduzem-se, na espoliação da classe trabalhadora, no número crescente do exército industrial de reserva, ou seja, torna-se fundamental pensar num patamar de proteção social que vislumbre o enfrentamento do aumento exponencial das diversas formas de pobreza hoje presentes na contemporaneidade "(...) *produzidas na pobreza e desigualdades sociais intoleráveis, no desemprego e precarização das relações de trabalho,*

Já a Proteção Social Especial destina-se aos indivíduos em situação de *alta vulnerabilidade social e pessoal* decorrentes do abandono, privação, perda de vínculos, exploração, violência, delinquência etc. Prevê a oferta de serviços de abrigamento de longa ou curta duração, serviços de acolhimento e atenção psicossocial especializados em criar vínculos de pertencimento e possibilidade de reinserção familiar e social (interfaces com o Poder Judiciário). Nesta se encontram o *CREAS – Centro de Referência Especializado de Assistência Social* visando à orientação e ao convívio sociofamiliar e comunitário. Esta se divide em: *Média Complexidade* – atendendo àqueles em que seus direitos foram violados, mas seus vínculos familiares e comunitários não foram rompidos (Serviço de Orientação e Apoio Sociofamiliar, Plantão Social, Abordagem de Rua, Cuidado no Domicílio, Serviço de Habilitação e Reabilitação na comunidade das pessoas com deficiência, medidas socioeducativas em meio aberto – Prestação de Serviços à Comunidade ou Liberdade Assistida). *Alta Complexidade* – atendendo àqueles que se encontram sem referência e/ou em situação de ameaça, necessitando ser retirados de seu núcleo familiar e comunitário (Casa Lar, República, Casa de Passagem, Albergue, Família Substituta, Família Acolhedora, Medidas Socioeducativas restritivas de liberdade e privativas de liberdade – Semiliberdade e Internação provisória ou sentenciada, Trabalho protegido).

no envelhecimento populacional" e que reconhecem na Assistência Social uma política de fundamental relevância para a sociedade (Caldas, 2014 apud, Carvalho, 2006, p. 124).

Como parte das ações desenvolvidas pela PNAS e pelo SUAS, em 2006 é implementada a Norma Operacional Básica de Recursos Humanos – NOBRH/ SUAS, que vem para organizar todo o ordenamento relativo aos profissionais do SUAS e a execução dessa política pública.

Ainda nesta perspectiva construtiva de um sistema integrado, em 2009, o Ministério de Desenvolvimento Social – MDS lança a Tipificação Nacional dos Serviços Socioassistenciais, um conjunto de diretrizes que visam padronizar os programas e serviços no âmbito da política de Assistência Social, em todo território nacional, trazendo para esta política a questão da uniformidade e integralidade na oferta dos seus serviços à população, independente de qual região do país esteja localizada.

Dentro desta perspectiva, atendendo aos pressupostos inscritos na Constituição Federal de 1988 e presentes na LOAS, que o SUAS apresenta um conjunto de *princípios e diretrizes*[2] que estabelecem uma ligação intrínseca com os novos mecanismos propugnados da gestão da política pública. Estes princípios são expressos na *universalização* do sistema em todo território nacional; na *territorialização* da rede de Assistência Social pela oferta de serviços baseados na proximidade do cidadão (isto é, os serviços devem estar localizados em áreas com maior incidência de vulnerabilidades e riscos sociais para a população e com comando único para instância de gestão); na *descentralização político-administrativa*, garantindo-se a municipalização e o comando único em cada esfera de governo; na primazia da *responsabilidade do Estado* na condução da política de Assistência Social em cada esfera de governo; na *centralidade da família* para concepção e implementação dos benefícios, serviços, programas e projetos; e na *implantação gradual do SUAS* respeitando as diferenças regionais e de organização da gestão em cada município, entre outros que venham a garantir que suas bases legais sejam cumpridas.

Tais princípios e diretrizes coadunam com essa nova propositura de gestão pública afirmada no SUAS, garantindo-se assim, a oferta de serviços, programas, projetos e benefícios com qualidade e ainda se promove o monitoramento e avaliação de suas ações através de um sistema integrado e participativo, que fomenta as bases para o exercício da cidadania e controle social, por parte de seus usuários e trabalhadores.

---

[2] O SUAS apresenta como diretrizes estruturantes: a primazia da responsabilidade do Estado; descentralização político-administrativa; territorialização, controle social, participação popular e matricialidade sociofamiliar.

RECONSTRUINDO O SUAS EM TEMPOS DE PANDEMIA DO COVID 19: O PANORAMA DA ASSISTÊNCIA SOCIAL NA CIDADE RIO DE JANEIRO – O SUAS QUE TEMOS.

Sabemos que grandes desafios são interpostos na dinâmica contemporânea de países capitalistas para a implementação de políticas públicas, como no caso do SUAS no âmbito da Assistência Social, principalmente quando se visam superar realidades desiguais e permeadas pela violência, como os contextos que vemos nos diversos meios de comunicação que assolam a realidade do cidadão carioca.

Tal realidade foi drasticamente alterada, em todo o Brasil e principalmente nas grandes capitais, como a cidade do Rio de Janeiro, com a pandemia do coronavírus, a partir de 2020:

> A pandemia de Covid-19 foi assim classificada pela Organização Mundial da Saúde (OMS) no mês de março de 2020, 3 meses após a identificação do primeiro caso da doença na cidade de Wuhan, no sudeste da China. Desde então, a covid-19, doença respiratória causada pelo vírus SARS-CoV-2, fez-se presente em dezenas de países e contaminou mais de 655 milhões de pessoas (Folha UOL).[3]

A pandemia, fenômeno de saúde pública mundial, trouxe em seu bojo um conjunto de refrações, não apenas na área da saúde, mas principalmente na área social, uma vez que a política de isolamento social da população como uma das medidas para interromper a contaminação dos indivíduos promoveu grandes impactos na economia da sociedade forma geral.

Após 3 anos de pandemia, tivemos no Brasil 36 milhões de pessoas infectadas; 693 mil registros de óbitos; agravamento da saúde física e mental da população (principalmente dos trabalhadores da saúde, assistência social, segurança pública, que atuaram como *serviços essenciais*[4] nesse período); o aumento de desemprego, com cerca de 15 milhões de pessoas desempregadas; o retorno do país ao Mapa da Fome/ONU (31,2 milhões) por meio do aumento da pobreza, fome e miséria; grandes expressões da desigualdade social; famílias em extremas condições de insegurança alimentar; aumento do número de violações de direitos (crianças, adolescentes, jovens, mulheres

---

[3] Para maiores detalhamentos sobre o assunto ver: https://brasilescola.uol.com.br/geografia/pandemia-de-covid-19.htm#Resumo+sobre+a+pandemia+de+covid-19.

[4] Lei Federal nº 13.979/20, dispõe sobre os serviços essenciais durante o período da pandemia de Covid 19.

e idosos); aumento do número de famílias cadastradas no CADÚNICO (90,5 milhões, cerca de 42% da população estimada de 2022); ampliação dos números de pessoas em situação de rua, o que de fato, fez com que vários novos brasileiros e suas famílias buscassem a ajuda da política de assistência social para satisfazerem as suas necessidades, dentre elas os idosos.[5]

Ainda buscando este conjunto de dados para caracterizar o atual cenário contemporâneo, pós-pandemia, conforme o último Censo do Instituto Brasileiro de Geografia e Estatística – IBGE (2022), o contexto social do Brasil, se encontra da seguinte forma: temos cerca de 203.062.512 milhões de habitantes, em nossa população; em relação aos idosos, esses configuram cerca de 33 milhões de pessoas; 117,9 milhões de pessoas, encontram-se em situação de extrema pobreza; a Linha de Pobreza no país, passa a configurar cerca de U$ 5,50 – o equivalente a R$ 486,00. Nela se encontram cerca de 70 milhões de pessoas; em relação a Linha de Extrema Pobreza no país, passa a configurar cerca de U$ 1,90 – o equivalente a R$ 168,00. Atualmente temos cerca de 13 milhões de pessoas nessa condição; no que tange à renda dos idosos, 69% da população idosa vivia com cerca de 2 (dois) salários mínimos; a expectativa de vida da população também aumentou, sendo de 72,2 para os homens e de 79, 3 para as mulheres.

Desta forma, percebemos a atual realidade social brasileira, que faz com que mais de 40% da população se encontre em situação de pobreza e sendo atendida pelos serviços, programas, projetos e benefícios da política de assistência social, através do acesso aos Centros de Referência de Assistência Social – CRAS, que segundo dados do Censo IBGE/2022, há 8.557 em todo o país, ofertando os serviços de proteção básica, buscando prevenir violações de direitos.

Além desses, há também situações de maiores gravidades nas quais há violações de direitos e fragilização dos vínculos familiares, nesses casos, os atendimentos são direcionados aos Centros de Referência Especializado de Assistência Social – CREAS, para que tais demandas sejam avaliadas pelos profissionais mais especializados, proporcionando-lhes condições para o fortalecimento da autoestima, superação da situação de violação de direitos e reparação da violência vivida.

No que se refere a realidade da Cidade do Rio de Janeiro, é somente a partir de 2007, que são implementados no município os CRAS e mais especificamente em 2008 os CREAS, bem como os centros de acolhimento.

Hoje a realidade da capital carioca apresenta-se da seguinte forma: são 47 CRAS, 14 CREAS, 2 Centros Pop (para atendimentos específicos as pessoas em situação de rua), 4 Centrais de Recepção (que funcionam como uma espécie

---

[5] Veja mais sobre "Pandemia de covid-19" em: https://brasilescola.uol.com.br/geografia/pandemia-de-covid-19.htm

de equipamentos de triagem para os centros de acolhimento), 22 unidades de Reinserção Social (centros de acolhimentos), 1 República, 7 Albergues, além dos 19 Conselhos Tutelares. Apesar de uma extensa rede de equipamentos, tendo em vista se tratar de uma metrópole com uma população de 6.211.423 pessoas, não possui uma rede de equipamentos que responda às necessidades da sua população, precisando de expansão e uma série de melhorias estruturais em seus serviços, bem como a realização de concurso público, a fim de suprir tais necessidades apontadas.

Deste modo, constata-se que nos últimos 6 anos (2016-2022) o Brasil foi fortemente impactado por um processo de desmonte do Estado Democrático de Direito, alteração do escopo da Assistência Social, com a criação do Auxílio Emergencial, e fim do Programa Bolsa Família. Neste período, as políticas públicas foram atacadas em seus fundamentos estruturantes, como o bem público, o direito do cidadão e o dever do Estado, resultando na desproteção social, no aprofundamento das desigualdades e no agravamento da pobreza (Brasil, 2021, p.9), trazendo assim um conjunto de desafios a serem cumpridos, para a oferta qualificada dos serviços à população carioca.

ENCERRANDO NOSSO DEBATE: O SUAS QUE QUEREMOS

Grandes são os desafios para a política de Assistência Social, principalmente porque temos vivenciado um desmonte das políticas públicas e do acesso aos direitos sociais, entre eles estão os que compõe o tripé da nossa proteção social, isto é, Seguridade Social Brasileira.

Num cenário sócio-político e econômico pós-pandemia, observamos em 2023 um país em construção, como se tivéssemos vivido a "3ª Guerra Mundial", num contexto de destruição avassaladora da vida humana e dos direitos humanos de forma geral: vidas foram perdidas – de seus familiares, amigos, colegas de trabalho, e grande parte, no caso brasileiro, perderam seus empregos, suas economias, suas residências, seus sonhos.

Agências de pesquisa como a ONU, IBGE, entre outras destacam um crescimento exponencial da pobreza e uma busca desenfreada para a superação das vulnerabilidades humanas, através dos benefícios socioassistenciais, como é o caso do grande acesso aos CRAS's a fim de se inscrever no CADÚNICO e acessar o Programa Bolsa Família – PBF.

Nesse ínterim, idosos são um contingente cada vez mais responsáveis pela renda familiar de milhares de famílias brasileiras, muitos ainda tendo como fonte de renda suas parcas aposentadorias e outros auxílios como o BPC e PBF.

Da parte da gestão financeira da política de assistência no âmbito federal, não ocorre da mesma forma como os percentuais destinados à Saúde, Previdência e mesmo à Educação. Em contrapartida, no último anos, vimos os cortes em seu orçamento de forma geral, bem como o foco em programas de governo como o Auxílio Brasil, deixando a matricialidade familiar do SUAS em segundo plano e privilegiando o clientelismo individual, sem quaisquer critérios definidos legalmente pela PNAS/SUAS, proporcionando, segundo estudos do Instituto de Pesquisa Econômica Aplicada – IPEA, retrações no orçamento da assistência social.

Este volume de recursos chama atenção porque configura o menor montante proposto pelo governo federal nos últimos 10 anos. Com isso, sinaliza-se a ausência de prioridade dada a esta política, ainda mais no contexto de uma crise com impactos duradouros na economia e na sociedade e que demandará um longo processo de recuperação[6] (IPEA, 2021, p. 38).

Destarte, para que este cenário abordado seja transformado, um conjunto de medidas precisam ser tomadas, entre elas destacam-se a ampliação do orçamento para os serviços, programas e projetos socioassistenciais nas diferentes esferas de pactuação do SUAS, com definição de teto único em suas esferas de governo; a implementação do SUAS-RJ; o investimento na reforma e ampliação dos equipamentos da proteção social básica – CRAS, com o foco na prevenção da política; a mitigação da recuperação e criação de novas unidades de CREAS, URS, albergues, repúblicas, CT'S; a homologação de concurso público para a melhor gestão dos recursos humanos do SUAS – dignidade humana de quem cuida; a contratação de servidores atendendo aos princípios legais de excepcionalidade; a qualificação dos profissionais para a atuação com as diversas violações de direitos; o incentivo e maior atuação nas ações da sociedade civil – participação e controle social – mitigar a participação dos usuários, trabalhadores do SUAS; a acessibilidade aos cuidados e serviços de saúde; a falta de políticas direcionadas para idosos; a inexistência de equipamentos na comunidade para os idosos; a moradia adequada através das políticas habitacionais e a ampliação de recursos para aposentadorias via Previdência Social e benefícios assistenciais. Somente dessa maneira, poderemos iniciar um processo de reconhecimento dos direitos de todos os cidadãos que hoje acessam e usam os serviços socioassistenciais.

REFERÊNCIAS BIBLIOGRÁFICAS

Blog Portábilis. História da Assistência Social: da LBA ao SUAS. Disponível em: https://blog.portabilis.com.br/historia-da-assistencia-social. Acesso em: 4 de agosto de 2023.

Brasil. Ministério da Cidadania. Atuação da Política de Assistência Social no contexto da pandemia do novo coronavírus. Brasília, Maio/2021.

---

[6] Para aprimoramento da informação pesquisar: https://repositorio.ipea.gov.br/bitstream/11058/10806/1/BPS_28_assistencia_social.pdf

Caldas PS. A Implementação dos Serviços de Enfrentamento à Violência Sexual de Crianças e Adolescentes no âmbito da Política Nacional de Assistência Social – PNAS/SUAS: limites e possibilidades de atuação. Rio de Janeiro: Universidade Federal Fluminense - UFF, 2014.

Instituto Brasileiro de Geografia e Estatística – IBGE. Censo Demográfico Brasileiro de 2022. Disponível em: https://censo2022.ibge.gov.br/

Instituto de Pesquisas Econômicas Aplicadas – IPEA. Assistência Social - Políticas Sociais: acompanhamento e análise. BPS, n. 28, 2021. Disponível em: https://repositorio.ipea.gov.br/bitstream/11058/10806/1/BPS_28_assistencia_social.pdf

Sistema de Informação e Gestão de Assistência Social de Pernambuco. Programa CapacitaSUAS/PE - 2022. Disponível em: https://www.sigas.pe.gov.br/pagina/programa-capacitasuaspe--planejamento

Vade-Mécum Estratégico do Assistente Social Estratégia Concursos, Disponível em: https://dhg1h5j42swfq.cloudfront.net/2020/02/26123522/Vade-M%C3%A9cum-Estrat%C3%A9gico-Assistente-Social-final.pdf

ESPAÇOS DE CONVIVÊNCIA PARA A PRÁTICA DO ENVELHECIMENTO SAUDÁVEL – COMO CONSTRUIR

CAPÍTULO 6

Maria Clotilde Barbosa Nunes Maia de Carvalho

Segundo a Organização Mundial da Saúde (OMS) "o envelhecimento saudável é o processo de desenvolver e manter a habilidade funcional, que permite o bem-estar na idade mais avançada". Entendendo que manter a habilidade funcional do indivíduo é atender as suas necessidades básicas, tomar decisões, ter mobilidade, manter relacionamentos e contribuir para a sociedade.

De acordo com o conceito apresentado, para construirmos espaços de convivência para a prática do envelhecimento saudável, devemos considerar como referência as orientações do Plano de Ação da Década do Envelhecimento Saudável da OMS, que foi elaborado com base no Plano de Ação Internacional sobre o Envelhecimento e alinhado aos Objetivos de Desenvolvimento Sustentável.

"A Década é a principal estratégia para alcançar e apoiar ações para enfrentar os desafios do envelhecimento da população e garantir o desenvolvimento sustentável, ter um mundo onde todas as pessoas possam viver uma vida longa e saudável".

A proposta da Década é atingir a melhoria da vida das pessoas idosas, suas famílias e suas comunidades atuando em quatro áreas de ação.

A primeira área de ação é "mudar a forma como pensamos, sentimos e agimos em relação à idade e ao envelhecimento", ou seja, combater os estereótipos, preconceitos e discriminação em relação à idade das pessoas. E para se apropriar deste tema considera-se como referência o Relatório Mundial sobre o Idadismo da Organização Pan-Americana da Saúde.

A segunda área é "garantir que as comunidades promovam as capacidades das pessoas idosas", refere-se aos ambientes amigáveis para as pessoas idosas, que são lugares onde se pode crescer, viver, trabalhar, brincar e envelhecer, ou seja, um lugar melhor para todas as idades. Como referência para viabilizar espaços de convivência amigáveis para a prática do envelhecimento saudável, deve-se considerar o documento da OMS denominado Guia Global das Cidades Amigas das Pessoas Idosas, destacando o *checklist* das características gerais das Cidades Amigas das Pessoas Idosas".

As demais áreas referem-se a "serviços de cuidados integrados e de atenção primária à saúde centrados na pessoa e adequados às pessoas idosas; e "propiciar o acesso a cuidados de longo prazo às pessoas idosas que necessitem", que são serviços específicos voltados ao cuidado da pessoa idosa.

Portanto, a intenção é atuar nestas áreas com a participação e empoderamento das pessoas idosas, com intuito de promover saúde, prevenir doenças, manter a capacidade intrínseca e possibilitar habilidade funcional, visando enfrentar os desafios do envelhecimento populacional, para no futuro as pessoas viverem uma vida longa e saudável.

Por outro lado, para construirmos espaços de convivência para desenvolver o envelhecimento saudável, não podemos deixar de considerar na elaboração das propostas de atuação, as orientações do Plano de Ação da Década do Envelhecimento Saudável (2020) bem como, o Plano de Ação Internacional sobre o Envelhecimento (2002).

CENTROS DE CONVIVÊNCIA E GRUPOS DE CONVIVÊNCIA PARA AS PESSOAS IDOSAS – ESPAÇOS PARA A PRÁTICA DO ENVELHECIMENTO SAUDÁVEL

Segundo a Lei nº 8.842, de 4 de janeiro de 1994, que dispõe sobre a Política Nacional do Idoso, no Art. 4º define Centro de Convivência como "local destinado à permanência diurna do idoso, onde são desenvolvidas atividades físicas, laborativas, recreativas, culturais, associativas e de educação para a cidadania".

Sendo assim, o Centro de Convivência para as pessoas idosas é um dos equipamentos que compõem a rede socioassistencial dos municípios, sendo uma modalidade de atendimento prevista na Política Nacional de Assistência Social e na Política Nacional do Idoso. É um espaço destinado ao desenvolvimento de atividades que contribuam no processo de envelhecimento saudável, no desenvolvimento da autonomia, a socialização, o fortalecimento dos vínculos familiares e comunitário, visando a prevenção de situações de risco social.

Os Grupos de convivência são espaços para aprendizagem, reflexão, escuta e fala, são espaços do cuidar destinados ao exercício de cidadania e podem ser desenvolvidos nos Centros de Convivência ou em outros espaços na comunidade.

Nos grupos de convivência desenvolvem-se atividades sistemáticas pautadas na metodologia de grupo, com intuito de estimular à socialização e a participação social da pessoa idosa, entendendo que ao proporcionar o convívio com pessoas na mesma fase de vida pode-se oportunizar momentos de troca e reflexão sobre o processo de envelhecimento, e, também sobre as perspectivas futuras e as possibilidades do exercício pleno da cidadania.

As atividades também devem favorecer o acesso ao conhecimento das questões da atualidade e do processo de envelhecimento, aumentando o nível de informação e, consequentemente, à formulação de novas expectativas vivenciais para o exercício pleno da cidadania e combate ao idadismo.

Segundo nossa vivência na gestão de grupos de convivência, para que as atividades dos grupos de convivência tenham a perspectiva da melhoria da qualidade de vida das pessoas idosas, planejamos as ações fundamentadas nos seguintes temas dos eixos prioritários do Plano de Ação Internacional sobre o Envelhecimento (2002):

- *Eixo 1* – Orientação prioritária I:" Pessoas Idosas e o Desenvolvimento".
  - Tema 1: Participação ativa na sociedade e no desenvolvimento, por meio do desenvolvimento de ações no grupo, voltado para o coletivo.
  - Tema 5: Solidariedade intergeracional realizando projetos intergeracionais, com crianças e adolescentes, com intuito de combater o idadismo.
- *Eixo 2* – Orientação prioritária II: "Promoção da Saúde e Bem-estar na velhice".
  - Tema 1: Promoção da saúde e do bem-estar durante toda a vida com atividades de Educação em Saúde; Avaliação físico funcional, Avaliação nutricional; visando a promoção da saúde das pessoas idosas.
- *Eixo 3* – Orientação prioritária III: "Criação de Ambiente propício e favorável".
  - Tema 1: Moradia e condições de vida, abordando a temática em palestras e oficinas.
  - Tema 3: Abandono, maus tratos e violência realizando palestras e oficinas contando com parcerias do Ministério Público e profissionais da área.
  - Tema 4: Imagens do envelhecimento temática abordada em projetos culturais e de lazer.

E agora, visando construir um espaço de convivência para a prática do envelhecimento saudável, com intuito de atingir os objetivos da Década do Envelhecimento Saudável, propomos fundamentar o planejamento das atividades dos grupos de convivência nas orientações do Plano de Ação da Década do Envelhecimento Saudável, abordando as áreas de atuação que são condizentes com a prática dos grupos de convivência. Como sugestão destacamos:

- Área de ação I – Mudar a forma como pensamos, sentimos e agimos com relação à idade e ao envelhecimento.

A proposta é desenvolver projetos de combate ao idadismo, promovendo ações que combatam os estereótipos negativos, preconceitos e discriminação por idade, como também sobre violência contra as pessoas idosas. A realização de projetos intergeracionais também é uma proposta viável para combater o idadismo e projetar um envelhecimento digno e saudável para as próximas gerações.

- Área de ação II – Garantir que as comunidades promovam as capacidades das pessoas idosas.

Partindo do pressuposto que as pessoas idosas serão as protagonistas, propor projetos que visem criar ambientes amigáveis nas cidades e comunidades.

- Área de ação III – Entregar serviços de cuidados integrados e de atenção primária centrados na pessoa e adequados à pessoa idosa.

Implantar programas e projetos voltados para a melhoria da capacidade funcional, usando novas tecnologias, como por exemplo: programas de prevenção de quedas.

- Área de ação IV – Propiciar acesso a cuidados de longo prazo às pessoas idosas que necessitem.

Realizar projetos de capacitação de cuidadores, formais e familiares, para que eles possam prestar cuidados adequados e cuidar de sua própria saúde.

Diante disso, seguindo as orientações do Plano de Ação da Década do Envelhecimento Saudável podem-se realizar diversos tipos de atividades, sendo elas físicas e esportivas, artísticas e culturais, recreativas e de lazer, rodas de conversa; escutas qualificadas; atendimento social; avaliações física e funcional; intervenções individuais e grupais; voluntariado, atividades comunitárias, atividades manuais, e outras; desde que atendam as demandas das pessoas idosas, visando otimizar a habilidade funcional que é essencial para atingir o envelhecimento saudável.

Em vista do que foi mencionado, entende-se que os grupos de convivência são espaços de potencialidades, que buscam promover as capacidades das pessoas idosas no desenvolvimento das ações, no intuito de possibilitar o exercício pleno de cidadania e a promoção do envelhecimento saudável.

REFERÊNCIAS BIBLIOGRÁFICAS

Brasil, Ministério da Previdência e Assistência Social. Lei n. 8.842. Política Nacional do Idoso. Brasília: DF, 4 de janeiro de 1994.

World Health Organization. Década do Envelhecimento Saudável. Genebra: Organização Pan-Americana da Saúde, 2020 Disponível em: https://www.paho.org/pt/decada-do-envelhecimento-saudavel-nas-americas-2021-2030.

_____. Guia Global das Cidades Amigas das Pessoas Idosas. Genebra: Organização Mundial da Saúde, 2007. Disponível em: https://apps.who.int/iris/bitstream/handle/10665/43755/9789899556867_por.pdf;sequence=3

_____. Relatório Mundial sobre o Idadismo. Washington, DC.: Organização Pan-Americana da Saúde; 2022. Disponível em: https://iris.paho.org/handle/10665.2/55872.

Parte III

Proteção à Pessoa Idosa e a Judicialização da Velhice

VIOLÊNCIA CONTRA A PESSOA IDOSA E OS MECANISMOS DE DEFESA

CAPÍTULO 7

Andreia de Souza de Carvalho

APRESENTAÇÃO

Apesar de não ser um fenômeno novo, a violência contra a pessoa idosa é um assunto recente nas publicações acadêmicas. O primeiro artigo sobre o tema, intitulado "Espancamentos de Avós", foi de 1975 na Inglaterra. Em nosso país, "esse tema começou a ser pautado apenas nas últimas duas décadas, devido ao acréscimo de pessoas idosas na população e, igualmente, pelo aumento de denúncias de violência" (Lopes *et al.*, 2018, p. 653) o tema passou a constar na agenda pública. Mas a transformação da velhice num problema político relevante nas políticas públicas não pode ser apenas creditada somente à transição demográfica brasileira, como veremos posteriormente.

A principal definição utilizada para conceituar o fenômeno é a desenvolvida pela Organização Mundial da Saúde (OMS) e que consta nas políticas públicas do Brasil, em especial no Estatuto do Idoso (2003):

> São ações ou omissões cometidas uma vez ou muitas vezes, prejudicando a integridade física e emocional da pessoa idosa, impedindo o desempenho de seu papel social. A violência acontece como uma quebra de expectativa positiva por parte das pessoas que a cercam, sobretudo dos filhos, dos cônjuges, dos parentes, dos cuidadores, da comunidade e da sociedade em geral (Brasil, 2014, p. 38).

Em estudo recente, "observou-se que existe uma tendência de aumento no número de notificações de violência contra idosos, de internações de idosos por maus-tratos, de internações de idosos por fratura de fêmur, de mortalidade de idosos por queda e de internações de idosos por queda" (Souza *et al.*, 2020, p. 10). Destacamos a dependência do idoso para atividades da vida diária, visto que os idosos dependentes "são vítimas frequentes de violência. Nesse sentido, quanto mais dependente do seu cuidador vai se tornando, mais propício a violência o idoso pode estar" (Souza *et al.*, 2020, p. 11).

VIOLÊNCIA CONTRA A PESSOA IDOSA – O QUE DIZ A LEGISLAÇÃO BRASILEIRA?

A Constituição de 1988 consolidou alguns direitos da população idosa, de modo universal e independente de contribuição prévia, nos artigos 203, 229 e 230, quadro resultante de incessante mobilização (Nunes, 2011). Dentre esses grupos, Teixeira (2008) afirma a importância: da pressão de negociação das associações e federações de aposentados na constituinte; da participação do Serviço Social do Comércio (SESC) no processo de visibilidade da questão do envelhecimento e na organização de idosos; das ONGs voltadas para o tema; das organizações técnico-científicas, em especial a Sociedade Brasileira de Geriatria e Gerontologia (SBGG) e da Associação Nacional de Gerontologia (ANG).

O texto Constitucional o artigo 203 trata especificamente da assistência social, no qual destacamos o inciso V que garante ao idoso o direito a receber 1 (um) salário mínimo, caso não possua meios de prover seu sustento (BPC). O artigo 229 registra o dever dos filhos maiores de amparar "os pais na velhice, carência ou enfermidade". Já o artigo 230, dispõe que "a família, a sociedade e o Estado têm o dever de amparar as pessoas idosas. Tal indicação legal formaliza a obrigação estatal para com os direitos das pessoas idosas, apontando que seu bem-estar não seria um assunto privado, restrito ao âmbito da família ou de instituições beneméritas.

A Política Nacional do Idoso (PNI), Lei nº 8.842, foi promulgada em 4 de janeiro de 1994, visando assegurar os princípios da Constituição, expressos no texto constitucional. Seu principal objetivo é "assegurar os direitos sociais do idoso, criando condições para promover sua autonomia, integração e participação efetiva". É fundamental registrar que no seu Capítulo III, sobre a organização e gestão da PNI, já estão apontadas as responsabilidades do Estado frente esta política e a obrigatoriedade do controle social sobre a mesma, via Conselhos. Uma das propostas contidas na PNI já aponta o caminho da judicialização[1]. O Capítulo IV que aponta as competências dos órgãos e entidades públicas na execução da política afirma no seu artigo 10º, inciso VI, indica que é competência da área da justiça "promover e defender os direitos da pessoa idosa no Brasil (Brasil, 1994). Sendo que a garantia dignidade e da vida dos

---

[1] O termo corresponde ao processo de "judicialização da política" ou "politização da justiça", expressão foi cunhada por Tate e Vallinder (1995), para indicar a importância crescente do Poder Judiciário na mediação e intervenção em conflitos nas democracias contemporâneas.

idosos estão inclusas também entre tais direitos e são princípios basilares da política. Destacamos ainda o capítulo VI que trata das disposições gerais, pois nele temos o primeiro registro indicativo de que os entes federativos devem dispor de recursos de seus orçamentos para garantir a efetivação de uma política específica para a população idosa, condição fundamental para consolidação futura de mecanismos de defesa para essa população.

A PNI foi regulamentada somente com o Decreto nº 1.948, de 3 de julho de 1996. O primeiro item deste documento distribui as competências dos órgãos e entidades públicas para implementação da PNI no Estado brasileiro. Seu artigo 13 já apontava uma preocupação maior com a questão da violência contra os idosos, ao identificar as possíveis formas de "negligência e desrespeito" ao idoso, mas o tema só será retomado de forma explícita posteriormente, com o Estatuto da Pessoa Idosa (2003).

O Estatuto do Idoso, Lei nº 10.741, foi aprovado em 1° de outubro de 2003[2], e incorpora em uma única lei os dispositivos promulgados em leis anteriores. Além disso, novas discussões são incorporadas no texto, dentre elas a questão da proteção do idoso em situação de risco social, que amplia a responsabilidades do Estado e da sociedade às necessidades da população idosa. O Estatuto avança ainda no registro legal dos instrumentos de fiscalização e de controle social sobre as ações das organizações governamentais e não governamentais, mas também na tendência de definir as responsabilidades do governo, suas obrigações. O Título II, Capítulo I, artigo 9º do estatuto afirma que "é obrigação do Estado garantir à pessoa idosa a proteção à vida e à saúde, mediante efetivação de políticas sociais públicas que permitam um envelhecimento saudável e em condições de dignidade" (Brasil, 2003).

A partir da promulgação da Lei nº 12.461 de 26 de julho de 2011, que reformulou o artigo 19 do Estatuto do Idoso (Lei nº 10.741, de 01 de outubro de 2003), passou a ser obrigatória a "notificação dos profissionais de saúde, de instituições públicas ou privadas, às autoridades sanitárias quando constatarem casos de suspeita ou confirmação de violência contra pessoas idosas" (Brasil, 2014, p. 37). Devem ser informados também os seguintes órgãos: a Polícia, o Ministério Público; Conselho Municipal do Idoso; Conselho Estadual do Idoso; Conselho Nacional do Idoso. É no Estatuto do Idoso que são estabelecidos os mecanismos judiciais específicos para coibir ou penalizar crimes contra esse segmento populacional, inclusive definindo penas para diversos casos de violência contra pessoa idosa, conforme especificado em seu título IV, capítulo II.

---

[2] É importante registrar que o estatuto também é resultado da participação do país como signatário de acordos internacionais de defesa dos Direitos Humanos, como o Plano de Ação proposto na II Assembleia Mundial sobre o Envelhecimento, celebrada em Madri em 2002 (Willig *et al.*, 2012, p. 575).

Embora o Brasil possua das legislações mais avançadas neste campo, observam-se discrepâncias cotidianas entre o direito legal e o direito real dos idosos pela não efetivação da PNI (1994) e pelo descumprimento do papel do Estado na execução dos direitos das pessoas idosas, conforme rege o Estatuto da Pessoa Idosa (2003), através principalmente da omissão, que podemos considerar também como uma forma de violência.

VIOLÊNCIA CONTRA A PESSOA IDOSA: FENÔMENO COMPLEXO E MULTIFACETADO

Concordamos com Minayo quando afirma que a violência é "um conceito referente aos processos, às relações sociais interpessoais, de grupos, de classes, de gênero, ou objetivadas em instituições" que de formas, meios e métodos diferenciados buscam o "aniquilamento de outrem, ou de sua coação direta ou indireta, causando-lhes danos físicos, mentais e morais" (Minayo, 2003).

Paz, Melo e Soriano (2012) apresentam uma tipologia, que concordamos, para identificação das várias expressões da violência contra o idoso. São elas: a) as do tipo estrutural – relacionadas às desigualdades social, étnico-racial, de gênero e geracional, que costuma ser naturalizada via discriminação e pobreza de parte considerável da população idosa[3]; b) as do tipo interpessoal – que se manifestam nas relações e interações cotidianas, cuja violência doméstica é a forma mais conhecida; e c) as do tipo institucional/estatal – associadas com a aplicação ou omissão por parte do Estado e por instituições que reproduziriam relações assimétricas de poder, menosprezo e/ou discriminações contra a pessoa idosa. Mas tal tipologia tem um caráter apenas didático, visto que tais formas de violência se articulam e sobrepõem em diversos casos (Paz *et al.*, 2021, pp. 69-72).

A violência interpessoal é a expressão mais combatida de violência contra a pessoa idosa e costuma ser classificada na literatura segundo a tipologia da Rede Internacional para a Prevenção dos Maus Tratos às Pessoas Idosas (RIPMTPI)[4] da seguinte forma: 1) Violência física que está relacionada com o uso de força para "ferir, provocar dor, incapacidade ou morte ou para obrigar a pessoa idosa a fazer o que não quer; 2) Violência psicológica que ocorre através de "são agressões verbais ou gestuais com o objetivo de aterrorizar, humilhar, restringir a liberdade ou isolar o idoso do convívio social"; 3) Violência sexual que se refere a atos ou jogos sexuais de homo ou heterorrelacional "que utilizam pessoas idosas visando obter excitação, relação sexual ou práticas eróticas por meio de aliciamento, violência física ou ameaças";

---
[3] Eu acrescentaria também as desigualdades relacionadas com a diversidade de sexual.
[4] ONG fundada em 1997 com o objetivo de ampliar a consciência pública mundial sobre a violência contra a pessoa idosa, e promover a formação de profissionais para identificar, intervir e prevenir o problema.

4) Violência financeira e econômica, também conhecida como patrimonial, "que consiste na exploração imprópria, ilegal ou não, consentida dos bens financeiros e patrimoniais do idoso"; 5) Negligência que é associada "à recusa ou omissão de cuidados devidos e necessários ao idoso, por parte de responsáveis familiares ou institucionais"; 6) Autonegligência que trata da conduta da pessoa idosa "que ameaça sua própria saúde ou segurança por meio da recusa de prover a si mesma de cuidados necessários"; e o 7) Abandono que se configura na "ausência ou deserção dos responsáveis governamentais, institucionais ou familiares de prestarem socorro a um idoso que necessite de proteção" (Souza; Minayo, 2010).

É importante ressaltar que a violência interpessoal, principalmente quando ocorre no meio familiar sob a forma de violência doméstica, é um tema muito complexo de ser tratado, visto que há um silêncio em torno do assunto. Muitos idosos também sentem medo de represárias e tais conflitos também pressupõem por muitas vezes relações de afeto e proximidade, o que gera instintos protetores pra com o agressor. Muitos idosos apresentam tais justificativas para não denunciar casos de violência (Menezes, 1999 *apud*: Santos *et al.*, 2007).

Embora exista uma concepção difundida que o idoso amparado junto à família se encontra mais protegido, isso não condiz com maior parte das denúncias de situação de violência interpessoal contra os idosos. Dentre os tipos de violência interpessoal, a violência domiciliar já é considerada um problema de saúde pública.

A plataforma Disque 100 registrou mais de 47 mil denúncias de violência contra idosos nos cinco primeiros meses de 2023, um aumento de 87% em relação ao mesmo período de 2022. A maioria é de violência física, psicológica, negligência e de exploração financeira. Em relação ao gênero, do total de denúncias, 60,59% (73.897) têm como vítimas pessoas do sexo feminino, a maior parte delas (4.068 denúncias) na faixa etária de 70 a 74 anos. Essa é a mesma faixa etária do maior número de denúncias com vítimas do sexo masculino (1.897) (Agência Brasil, 0604/2023).

REDE DE PROTEÇÃO E DEFESA DOS DIREITOS DA PESSOA IDOSA

A Rede de Atenção às pessoas idosas compreende os diversos equipamentos e instituições comprometidos na proteção, cuidado, atenção e garantia de direitos das pessoas idosas. Nesta rede, algumas instituições possuem mecanismos voltados para o combate à violência contra a pessoa idosa. Destacamos aqui algumas redes do Estado do Rio de Janeiro:

- Delegacia Especial de Atendimento à Pessoa da Terceira Idade (DEAPTI) (2333-9260), na Rua Figueiredo Magalhães, n° 526, em Copacabana

- Responsável por receber e apurar denúncias e ocorrências que envolvam maus tratos a pessoas com idade acima de 60 anos. Em casos de risco iminente, é recomendável entrar em contato direto com a Polícia Militar, pelo telefone 190;
- Disque Direitos Humanos (telefone 100) – Esse canal recebe ligações de telefones fixos ou móveis, 24 horas por dia, 7 dias por semana. Em todas as ligações é garantido sigilo e o anonimato do informante. Tais denúncias são encaminhadas à rede de proteção e defesa dos direitos da pessoa idosa;
- Defensoria Pública – é o órgão que assegura a assistência jurídica gratuita e integral aos idosos atendidos na Central Judicial da pessoa idosa que comprovem a insuficiência de renda para arcar com as custas do processo e da contratação de um advogado particular. A Defensoria Pública do Rio (telefone 129), conta ainda com o Núcleo Especial de Atendimento à Pessoa Idosa (NEAPI), que atua na defesa individual e coletiva dos direitos das pessoas idosas. O NEAPI fica na Avenida Rio Branco, nº 147 (12º andar), no Centro do Rio;
- Ministério Público do Rio (telefone 127) – Tomam as providências judiciais e extrajudiciais em defesa das pessoas idosas. No Rio de Janeiro o Centro de Apoio Operacional às Promotorias de Justiça de Proteção ao Idoso e à Pessoa com Deficiência, do MP/RJ, atua como um polo de reforço e coordenação da atuação ministerial na fiscalização e implementação das políticas públicas na área da pessoa idosa e da pessoa com deficiência, bem como na atuação individual nos casos envolvendo idosos em situação de vulnerabilidade e/ou risco social;
- O Centro de Referência Especializado de Assistência Social (CREAS) é uma unidade pública da política de Assistência Social na qual são atendidas famílias e pessoas que estão em situação de risco social ou tiveram seus direitos violados e quebra de vínculos familiares e comunitários, entre elas pessoas idosas. Assim que a denúncia chega, é realizada avaliação para identificar se a demanda é de sua competência. O serviço visa assegurar proteção social imediata e atendimento interdisciplinar às pessoas em situação de violência para: fortalecer os vínculos familiares e a capacidade protetiva da família; fortalecer as redes sociais de apoio da família; proceder a inclusão das famílias no sistema de proteção social e nos serviços públicos, conforme necessidades; reparar de danos e da incidência de violação de direitos e prevenir a reincidência de violações de direitos. Na impossibilidade, o serviço remete a questão a outras instâncias da rede;
- Conselhos de direitos da pessoa idosa nos âmbitos municipal, estadual e nacional são órgãos permanentes, deliberativos e paritários entre representantes do governo e sociedade civil (art. 6º da Lei nº 8.842 de 04/01/1994). Os conselhos têm a competência para intervir, formular, propor alterações, acompanhar e avaliar as políticas públicas destinadas ao segmento

populacional idoso, além de criar fundos especiais da pessoa idosa junto dos poderes e autoridades competentes. Tais características tornam os conselhos espaços privilegiados de participação direta e controle democrático das políticas públicas voltadas ao atendimento da pessoa idosa.

CONSIDERAÇÕES FINAIS

É sempre importante lembrar que o Brasil possui uma avançada legislação no que tange a defesa dos direitos da pessoa idosa. Neste sentido, entendemos que o efetivo enfrentamento à violação dos direitos dos idosos não ocorre por falta de legislação ou mesmo pela ausência de canais de denúncia. Partimos portanto da premissa que o enfrentamento da violência contra pessoa idosa requer também: a articulação interprofissional e intersetorial da rede; a ampliação de investimentos; a capacitação profissional; o estabelecimento de fluxos que priorizem a contrarreferência dos encaminhamentos e denúncias realizados e a ampliação de serviços especializados para o atendimento à população idosa que priorizem principalmente o acolhimento, a sensibilização e a participação da pessoa idosa, visto que o isolamento também é um fator agravante do aumento de casos de violência. Mas um debate introdutório sobre esses elementos citados, mesmo sem a pretensão de esgotar sua complexidade, necessitaria de um outro artigo para além dos limites desse trabalho.

REFERÊNCIAS BIBLIOGRÁFICAS

Brasil. Brasil: Manual de enfrentamento à violência contra a pessoa idosa. É possível prevenir. É necessário superar. Secretaria de Direitos Humanos da Presidência da República. Texto de Maria Cecília de Souza Minayo. Brasília, DF, 2014.
Brasil. Constituição da República Federativa do Brasil, 1988.
_____. Lei n° 10.741, de 1° de 2003. Estatuto do Idoso.
_____. Lei n° 8.842, de 4 de janeiro de 1994. Política Nacional do Idoso.
Lopes EDS, Ferreira AG, Pires CG et al. Maus-tratos a idosos no Brasil: uma revisão integrativa. Rev Bras Geriatr Gerontol 2018;21(5):652-662.
Minayo MC. Violência contra idosos: relevância para um velho problema. Caderno de Saúde Pública, maio-jun 2003;19(3):783-791.
Paz SF, Melo CA, Soriano FM. A violência e a violação de direitos da pessoa idosa em diferentes níveis: individual, institucional e estatal. In: O Social em Questão 2012;XV(28):57-84.
Souza ER, Minayo MCS. Inserção do tema violência contra a pessoa idosa nas políticas públicas de atenção à saúde no Brasil. Ciênc Saúde Coletiva Set 2010;15(7).
Souza TA, Gomes SM, Barbosa IR et al. Plano de ação para o enfrentamento da violência contra a pessoa idosa no Brasil: análise dos indicadores por Unidades Federativas. Rev Bras Geriatr Gerontol 2020;23(6):e200106. Pp. 1-14.
Teixeira S. Envelhecimento e trabalho no tempo do capital: implicações para a proteção social no Brasil. São Paulo: Cortez, 2008.

MINISTÉRIO PÚBLICO E A DEFESA DA PESSOA IDOSA

CAPÍTULO 8

Cristiane Branquinho Lucas

O Ministério Público no Estado Brasileiro, segundo dispositivo constitucional, é instituição permanente e essencial à função jurisdicional do Estado, incumbindo-lhe a defesa da ordem jurídica, do regime democrático e dos interesses sociais e individuais indisponíveis conforme preconizam os artigos 127 e 129 da Carta Magna (Brasil, 1998).

Com o advento do Estatuto da Pessoa Idosa – EPI, no ano de 2003, reforçou-se a missão legal do Ministério Público de atuar na promoção e defesa dos direitos coletivos e individuais indisponíveis da pessoa idosa. A Lei 10.741/03 lhe conferiu um capítulo próprio no Título V, capítulo II, artigos 73/92 e prerrogativas para garantir que sua atividade seja resolutiva e efetiva a fim de zelar pelo respeito aos direitos e garantias assegurados à pessoa idosa no artigo 74, inciso VII (Brasil, 2003).

Importante destacar que aumentam, com o passar dos anos, as demandas dirigidas ao Ministério Público, e não poderia ser diferente, em especial no Estado do Rio de Janeiro, com uma população total de cerca de 16.000.000 pessoas (IBGE, 2022), com expressiva densidade demográfica, onde é grande o número de pessoas idosas. Numa projeção, utilizando-nos de dados do IBGE, sendo a população idosa de aproximadamente 15% deste total (Agência IBGE notícias, 2022), temos, no território fluminense, cerca de três milhões de pessoas idosas, a maioria vivendo com parcos recursos. Destaca-se que, segundo dados de nossa ouvidoria (MPRJ, 2023), recebemos, neste ano, até o mês de agosto, cerca de 1.400 denúncias de violações de direitos contra a pessoa idosa, além de quase 200 representações de unidades públicas e privadas, sendo a maioria destas retratando maus tratos, com prevalência da negligência, abandono, violência psicológica, física e abuso financeiro, praticadas na residência e por familiares.

Imperioso destacar que está previsto quanto ao amparo às pessoas idosas, na legislação impressa na Constituição Federal – artigo 230 e na Lei 10.741/03, o princípio da solidariedade entre família, sociedade, comunidade e poder público e da proteção integral destacada nos artigos 3º e 10 do EPI, sendo dever de todos colocar a pessoa idosa a salvo de qualquer tipo de violência com base no artigo 4º do EPI (Brasil, 2003).

No entanto, não se pode esquecer que o cuidado das pessoas idosas dependentes recai, com prevalência, sobre a família, não sendo incomum a demonstração da dificuldade ou mesmo impossibilidade desta de cuidar do seu familiar. Neste contexto, torna-se evidente a omissão do poder público, que deixa de implementar políticas de atenção e cuidado para as pessoas idosas, tornando letra morta os comandos legais previstos nos incisos II e III, do § 1º, do artigo 3º, do Estatuto da Pessoa Idosa que estabelecem que as pessoas idosas possuem prioridade na formulação e execução de políticas sociais públicas específicas e na destinação de recursos públicos para as áreas destinadas à sua proteção (Brasil, 2003).

É notório que nas últimas décadas uma nova realidade se apresenta, com arranjos familiares indicando um maior número de pessoas idosas que residem sozinhas ou com outras pessoas com idade avançada, apesar de necessitarem de cuidados em tempo integral. Somam-se a esses cenários famílias com reduzido número de filhos, sem filhos ou com familiares residindo em locais distantes, sem condições de mudar para próximo daqueles que agora demandam cuidados.

E é aqui que se deve exigir do Estado o cumprimento de suas responsabilidades, de modo que abandone a sua postura de inércia ao não implementar serviços que garantam à pessoa idosa a proteção à vida e à saúde, mediante a efetivação de políticas sociais públicas que permitam um envelhecimento saudável e em condições de dignidade destacado no artigo 9º do EPI (Brasil, 2003).

No Estado do Rio de Janeiro, o Ministério Público, a partir da publicação do Estatuto da Pessoa Idosa, criou promotorias de justiça especializadas para a promoção e defesa dos direitos das pessoas idosas. Atualmente temos, na capital, cinco Promotorias de Justiça de Proteção à Pessoa Idosa que, além de atuarem na tutela individual das pessoas idosas em situação de risco social, também fiscalizam as Instituições de Longa Permanência para Idosos (ILPI), que hoje, pelo nosso sistema informatizado (Módulo do Idoso), totalizam 220 (duzentas e vinte), distribuídas pelos bairros da cidade do Rio de Janeiro. Há, ainda, uma Promotoria de Justiça de Tutela Coletiva da Pessoa Idosa, que atende às violações aos direitos coletivos das pessoas idosas em nosso estado, tendo esta última promotoria sido criada no mês de setembro do ano de 2019. Matérias referentes à gratuidade no transporte, em eventos culturais, nos estádios, prioridade no atendimento da pessoa idosa em unidades de saúde, instituições financeiras, implementação de políticas públicas e de serviços socioassistenciais que garantam o cuidado (vagas em ILPIs, de Centros Dia, Centros de Convivência), criação e fortalecimento dos Conselhos de Direito da Pessoa Idosa, são questões que tramitam neste órgão ministerial.

Nos demais municípios de nosso Estado como Duque de Caxias, Nova Iguaçu, Niterói, São Gonçalo, Petrópolis e Campos de Goytacazes temos promotorias de justiça especializadas no atendimento às questões de tutela individual da pessoa idosa em situação de risco social e na tutela coletiva da pessoa idosa e da pessoa com deficiência, geralmente com suas respectivas atribuições, na tutela coletiva, abrangendo outros municípios.

Válido ressaltar que na área da tutela coletiva dos direitos da pessoa idosa, recebida a notícia de violação de direitos, o Ministério Público dirige ao judiciário as demandas necessárias a sua proteção. No entanto, primordialmente, sua atuação é extrajudicial. Após o início da investigação sobre a ocorrência do fato noticiado, através de um inquérito civil, apura-se a sua ocorrência e busca-se a sua resolução consensualmente, realizando reuniões, expedindo-se recomendações, assinando termo de ajustamento de conduta, a fim de que a irregularidade constatada seja sanada no tempo e de modo devidos e os direitos violados garantidos e/ou restabelecidos.

Na área da tutela individual da pessoa idosa, é preciso um recorte para compreender que não são todos os casos em que haverá a intervenção do Ministério Público na proteção dos direitos da pessoa idosa.

Segundo estabelece o artigo 43 do Estatuto da Pessoa Idosa, as medidas de proteção são aplicáveis sempre que os direitos reconhecidos nesta lei forem ameaçados ou violados por ação ou omissão da sociedade ou Estado, por falta, omissão ou abuso da família, curador ou entidade de atendimento e em razão de sua condição pessoal (Brasil, 2003).

É a pessoa idosa, geralmente a que depende de cuidados, a mais suscetível a situações de risco social retratadas por casos de negligência, abandono, violência física, financeira e psicológica, que demandam do Ministério Público e de todo o sistema de garantias de direitos uma atuação articulada, célere e eficiente na proteção dos direitos humanos fundamentais da pessoa idosa.

O artigo 45 do estatuto citado estabelece que verificada qualquer das hipóteses previstas no artigo 43, o Ministério Público ou o Poder Judiciário, a requerimento daquele, poderá determinar, entre outras, as medidas de encaminhamento à família ou curador, mediante termo de responsabilidade; orientação, apoio, e acompanhamento temporário, comumente requerida aos equipamentos municipais de assistência social; requisição para tratamento de saúde, em regime ambulatorial, hospitalar ou domiciliar; inclusão em programa oficial ou comunitário de auxílio, orientação e tratamento a usuários dependentes de drogas ilícitas, à própria pessoa idosa ou à pessoa de sua convivência que lhe cause perturbação; abrigo temporário ou permanente em entidade de atendimento à pessoa idosa (Brasil, 2003).

Há na referida lei algumas medidas protetivas que poderão ser requeridas pelo Ministério Público, sendo o rol meramente exemplificativo. Somente a análise individualizada do caso concreto nos levará às medidas que deverão ser aplicadas para que a pessoa idosa, vítima de violência, liberte-se da situação de risco social enfrentada.

A título de exemplo, há a possibilidade de serem propostas ações de alimentos, de afastamento de familiar ou de terceiro do convívio da pessoa idosa, de remoção ou substituição do curador, do levantamento total ou parcial das curatelas, além da regulamentação de visita, obrigação de fazer, revogação do instrumento procuratório, dentre outras medidas.

Mas, repita-se, não são todos os casos em que o Ministério Público atuará na tutela individual dos direitos da pessoa idosa. Há hipóteses, que mesmo estando a pessoa idosa em situação de risco social, faltará ao Ministério Público legitimidade extraordinária para atuar no caso concreto, como substituto processual, na forma do artigo 74, inciso III, do Estatuto da Pessoa Idosa (Brasil, 2003).

Por exemplo, nos casos em que a pessoa idosa for capaz e possuir condições de, por si só, tutelar seus interesses, ou possuir familiar em condições de fazê-lo, buscando um defensor público ou um advogado para lhe assistir, poderá, por exemplo, demandar de um familiar amparo financeiro, propondo uma ação de alimentos, ou mesmo o seu afastamento do lar, todas as vezes em que este praticar contra ele atos de violência que justifique este requerimento.

Conclui-se, aqui, que todos os atores do sistema de justiça possuem suas atribuições próprias, com suas missões constitucionais e legais distintas, atuando na proteção dos direitos da pessoa idosa. Porém, a situação de risco social da pessoa idosa que autorizará a atuação ministerial se verificará com a análise casuística do fato.

Em qualquer das hipóteses, deverá sempre ser observado o respeito à autonomia da pessoa idosa, conforme estabelecido no artigo 10 da Lei 10.741 de 2003, não podendo a pessoa ser estigmatizada e discriminada por conta da velhice. Deve-se estar atento à capacidade da pessoa idosa de tomar suas próprias decisões e conduzir a sua vida da forma que lhe aprouver, sem ignorar as vezes em que ela estiver num estado de vulnerabilidade acrescida por questões ligadas a fragilidade e dependência em relação a um determinado familiar ou terceiro que o insere numa situação de violência.

Lembre-se, por derradeiro, que nas vezes em que o Ministério Público estiver diante de situações de risco na qual a pessoa idosa já demonstra uma incompreensão sobre os acontecimentos por ausência da autonomia (capacidade decisional), e não possua familiar que esteja em condições de promover a proteção dos seus direitos, estará o Ministério Público autorizado a atuar na aplicação das medidas protetivas que se apresentarem como necessárias para colocá-la a salvo da violência contra ela praticada, tendo como norte, no entanto, o respeito as suas vontades e preferências, que podem ter sido reveladas durante o procedimento, como ressaltamos no estudo publicado sobre alienação familiar contra a pessoa idosa (MPRJ, 2021).

DA FISCALIZAÇÃO DAS INSTITUIÇÕES DE LONGA PERMANÊNCIA PARA PESSOAS IDOSAS

Outra função ministerial é aquela estabelecida na Resolução nº 154/16, do Conselho Nacional do Ministério Público, que dispõe sobre a atividade dos seus membros na defesa dos direitos fundamentais das pessoas idosas residentes em instituições de longa permanência.

Interessante notar que pelo menos desde o ano de 1993, quando foi editada a lei que dispõe sobre normas gerais para a organização do Ministério Público dos Estados, existe a previsão de que cabe ao Ministério Público a fiscalização dos estabelecimentos que abriguem pessoas idosas (artigo 25, inciso VI, da Lei 8.625 de 1993), existindo esta determinação também no artigo 52 do Estatuto da Pessoa Idosa (Brasil, 2003).

Desde então o Ministério Público, que tem a obrigatoriedade de fiscalizar, pessoalmente as ILPIs, com periodicidade mínima anual, vem aprimorando sua atividade fiscalizatória, buscando uma uniformidade na sua atuação, através de roteiros e estudos publicados (Almeida, 2022). No Estado do Rio de Janeiro temos um sistema informatizado, denominado Módulo do Idoso, que no ano de 2023 contabilizou cerca de 500 ILPIs no Estado, a maioria delas privadas com fins lucrativos.

A atuação fiscalizatória do Ministério Público no Estado do Rio de Janeiro baseia-se, especialmente, nos artigos 48, 49 e 50 do Estatuto da Pessoa Idosa, na Resolução da ANVISA, n.º 502, de 27 de maio de 2021 e na Lei Estadual n.º 8.049, de 17 de julho de 2018.

Além disso, organizamos nossa atividade fiscalizatória considerando três eixos fundamentais: aspectos formais, onde verificamos se está regular, com CNPJ, alvarás de funcionamento, da vigilância sanitária, corpo de bombeiros etc.; recursos humanos, certificando-nos quanto à adequação da equipe ao serviço prestado no local, verificando além da carga horária, se há a capacitação contínua da equipe; conteúdo e características da ILPI, observando, fundamentalmente, se o atendimento é realizado em condições de respeito e dignidade, assegurando a individualidade, privacidade, autonomia, liberdade, o convívio familiar e social, promovendo um atendimento personalizado, em atenção ao cuidado centrado na pessoa idosa.

Reconhecendo a importância e a função social das instituições de longa permanência para as pessoas idosas, o Ministério Público, sempre que verifica irregularidades que poderão ser sanadas, atua para a adequação dessas instituições, realizando reuniões e recomendações, concedendo prazos para as adequações, de modo que estejam legalmente constituídas, com profissionais em número suficiente e habilitados para atender os que ali residem, garantindo a qualidade do serviço prestado e o respeito aos direitos humanos fundamentais das pessoas idosas.

CONSIDERAÇÕES FINAIS

Através do presente artigo buscamos apresentar algumas das atribuições do Ministério Público na Defesa dos direitos das pessoas idosas e demonstrar que os casos envolvendo pessoas idosas em situação de risco, guardadas as suas particularidades, são de grande complexidade e precisam da realização de um trabalho em rede, articulado, compartilhado e intersetorial, voltado à resolução adequada, célere e eficiente da situação enfrentada pela pessoa idosa.

Não há uma fórmula pronta para a resolução dos casos, devendo ser experimentadas as medidas de proteção que se mostrarem mais adequadas naquele momento, não sendo incomum os casos em que tais medidas são reavaliadas e modificadas, para o objetivo final que é alcançar a dignidade da pessoa idosa.

Na mesma proporção que cresce a população idosa, aumentam as demandas e atuações ministeriais que buscam, diuturnamente, garantir os direitos humanos fundamentais da pessoa idosa. E é por isso que o Ministério Público se apropria, cada vez mais, de seu dever institucional, adquirindo e compartilhando aprendizados e experiências, através de parcerias com as Sociedades Brasileiras de Geriatria e Gerontologia, Conselhos de Classe, Universidades da Terceira Idade, Universidades, redes estaduais e municipais de saúde e de assistência social, dentre tantas outras, numa união de forças para a melhora da qualidade de vida da pessoa idosa.

REFERÊNCIAS BIBLIOGRÁFICAS

Agência IBGE Notícias. PNAD Contínua – População cresce, mas número de pessoas com menos de 30 anos cai 5,4% de 2012 a 2021. Disponível em: https://agenciadenoticias.ibge.gov.br/agencia-noticias/2012-agencia-de-noticias/noticias/34438-populacao-cresce-mas-numero-de-pessoas-com-menos-de-30-anos-cai-5-4-de-2012-a-2021- Acesso em: 07 de setembro de 2023.

Almeida LCC. A efetividade do direito à autonomia da pessoa idosa acolhida em instituição de longa permanência: uma nova proposta de atuação. [versão digital] Centro de Apoio Operacional das Promotorias de Justiça de Proteção ao Idoso do Ministério Público do Estado do Rio de Janeiro – CAO Idoso/MPRJ. Rio de Janeiro, RJ: MPRJ, 2022.

Brasil. Constituição da República Federativa do Brasil de 1988.

Brasil. Lei nº 10.741, de 1º de outubro de 2003 que Dispõe sobre o Estatuto do Idoso e dá outras providências.

IBGE. Diretoria de Pesquisas. Coordenação de População e Indicadores Sociais. Gerência de Estudos e Análises da Dinâmica Demográfica. Disponível em: https://cidades.ibge.gov.br/brasil/rj/pesquisa/53/49645?tipo=ranking. Acesso em: 01 de agosto de 2023.

MPRJ Ouvidoria. Disponível em: https://www.mprj.mp.br/comunicacao/ouvidoria/comunicacao-com-a-ouvidoria. Acesso em: 07 de setembro de 2023.

MPRJ. A alienação familiar da pessoa idosa: sua autonomia, a garantia da proteção de seus direitos e os conflitos familiares. [livro digital] NATEM-MPRJ, CEMEAR/MPRJ, CAO Idoso-MPRJ, CAO Cível e Pessoa com Deficiência-MPRJ. Rio de Janeiro: MPRJ, 2021.

A PESSOA IDOSA E O SISTEMA PRISIONAL

CAPÍTULO 9

Maria Cecília de Souza Minayo
Patrícia Constantino

INTRODUÇÃO

Este texto descreve resumidamente as condições de saúde e qualidade de vida dos presos idosos. É fruto de uma pesquisa que teve como objetivos específicos: mapear o perfil dessa população; suas representações sociais sobre o envelhecer na prisão; suas percepções sobre seu estado de saúde física e mental antes e depois do aprisionamento.

O caso em foco se concentra no Estado do Rio de Janeiro, onde o trabalho abrangeu 31 das 40 unidades prisionais masculinas e todas as cinco femininas. Atualmente, o sistema prisional do Estado abriga 44.357 pessoas, sendo 42.892 homens e 1.465 mulheres. Na época do trabalho de campo – ano de 2019 – havia 724 idosos e 39 idosas encarcerados, com idade entre 60 e 88 anos. Desse total, 679 homens e 35 mulheres participaram do estudo, mediante consentimento informado.

O trabalho consistiu: (1) num inquérito aplicado a 678 internos sobre o perfil sociodemográfico e condições de saúde aplicado a 647 homens e 35 mulheres; (2) num rastreio de demência por meio do instrumento *Mini Mental* aplicado a 554 deles, de ambos os sexos; (3) em entrevistas com idosos e um grupo focal (4) numa pergunta aberta ao fim do questionário a que responderam 261 dos 678 idosos presos, 38,49% do total. É importante registrar que este estudo contou com o suporte e a participação do Ministério Público do Rio de Janeiro e está sendo financeiramente apoiado pela FAPERJ.

POR QUE ESTUDAR OS IDOSOS PRESOS?

Encarceramento é um processo de ruptura com a vida social e ao mesmo tempo, faz parte dela. Portanto, ele precisa ser encarado como uma questão pública. Uma pergunta que muitos podem se fazer é a seguinte: frente à calamidade pública que é hoje, no país, a situação da população encarcerada – superlotação, infraestrutura insuficiente, péssimas condições das celas, falta de cuidados de saúde, ausência de trabalho, dentre outros – não seria uma insignificância estudar os presos idosos, possivelmente o grupo menor (1,7% do total) e que dá menos problema a quem administra o sistema? Por isso, inicia-se este trabalho com uma justificativa da escolha.

Em todas as situações descritas aqui e no mundo, o grupo transgressor é conformado por jovens e adultos, pois não se espera que um idoso seja delinquente ou afronte os códigos de convivência social. No entanto, isso ocorre e, conforme a literatura mais atual, de forma cada vez mais frequente. Isso se deve a vários fatores: parâmetros para medir o envelhecimento vêm mudando aceleradamente: uma pessoa de 60 anos hoje pode ser considerada jovem e muitos velhos já estão ultrapassando os 100 anos; consciência social mais aguçada sobre o permitido e o proibido, particularmente, quanto aos crimes sexuais (são as transgressões mais frequentes entre homens idosos); e o surgimento de novos métodos que usam o DNA para reconhecimento dos culpados.

Mas há um motivo peculiar que leva a maior atenção aos idosos: a degenerescência da saúde que vai acometendo as pessoas mais velhas. Suas condições geriátricas e comorbidades (vários problemas de saúde ao mesmo tempo) os tornam muito mais vulneráveis e vítimas de um sistema prisional pensado e estruturado para jovens.

Por "condições geriátricas" entendem-se os problemas funcionais, de mobilidade, de audição; de multimorbidade; de incontinência urinária; de quedas e de distúrbios mentais e cognitivos vivenciados pelas pessoas idosas. "Incapacidade funcional" é definida como a dificuldade para exercer uma ou várias atividades da vida diária (AVD): tomar banho; vestir-se; alimentar-se, ir ao banheiro e locomover-se. Ou ainda dificuldades para exercer atividades instrumentais da vida diária (AIVD) como sair sozinho, ir a banco, fazer compras, atravessar a rua, tomar condução e outros. A "multimorbidade" é definida pela presença de duas ou mais condições médicas (hipertensão, diabetes, câncer, doença renal, do coração, queda, artrite, HIV e hepatite C, queda, incontinência urinária, e distúrbios mentais e cognitivos).

Do ponto de vista da política de saúde para pessoas idosas, os estudos têm indicado a importância de que se faça uma atenção focalizada na prevenção das enfermidades crônicas de forma multidisciplinar e multiprofissional em associação com a oferta de serviços sociais. As mudanças trazidas pela longevidade requerem um esforço de transformação do paradigma biomédico hegemônico num modelo socioambiental que considere as doenças a partir de uma perspectiva biomédica das comorbidades e dos aspectos cognitivos, emocionais/psicológicos e sociais, concomitantemente.

Esta pesquisa mostra, além da falta de cuidados com doenças crônicas insidiosas que podem ser tratadas adequadamente com medicamentos de uso contínuo, situações de dependência de muitos idosos presos. Nas unidades pesquisadas, observou-se que não há nenhuma condescendência por causa da idade e nem há reconhecimento do Estatuto do Idoso (2003), segundo o qual, (Art. 2º) o idoso goza de todos os direitos fundamentais inerentes à pessoa humana, sem prejuízo da proteção integral, assegurando-lhe, por lei ou por outros meios, todas as oportunidades e facilidades, para a preservação de sua saúde física e mental e seu aperfeiçoamento moral, intelectual, espiritual e social, em condições de liberdade e dignidade. Art. 3º: É obrigação da família, da comunidade, da sociedade e do poder público assegurar ao idoso, com absoluta prioridade, a efetivação do direito à vida, à saúde, à alimentação, à educação, à cultura, ao esporte, ao lazer, ao trabalho, à cidadania, à liberdade, à dignidade, ao respeito e à convivência familiar e comunitária. Art. 4º: nenhum idoso será objeto de qualquer tipo de negligência, discriminação, violência, crueldade ou opressão, e todo atentado a seus direitos, por ação ou omissão, será punido na forma da lei. Art. 97: Deixar de prestar assistência ao idoso em situação de iminente perigo, ou recusar, retardar ou dificultar sua assistência à saúde, sem justa causa, ou não pedir o socorro de autoridade pública é passível de 6 meses de prisão no mínimo e multa". Lembra Ghiggi (2018) que a pessoa idosa presa goza dos mesmos direitos das pessoas com idade igual. E no Código Penal prevê benefícios em virtude da idade avançada para o idoso réu, acusado ou condenado de 70 nos ou mais (Ghiggi, 2018). A situação e o perfil dessa população são tratados a seguir.

PERFIL DAS PESSOAS IDOSAS PRESAS

Na época desta pesquisa (2019), havia 724 idosos e 39 idosas encarcerados com idade entre 60 e 88 anos. No RJ, essa população se encontrava espalhada em várias unidades prisionais. Do total de participantes, 94,5% eram homens com média de idade 65,7 anos; e 5,5%, mulheres com idade em média de 63,8. A faixa etária predominante era de 60 a 69 anos (81,4%). No grupo de 70 a 79 anos havia 16,2%. E 16 pessoas (2,4% do total) tinham mais de 80 anos, sendo quatro com 88 anos. A maioria dos idosos presos (58,6%) se declarou preta ou parda. Quase a metade deles (46,8%) era casada. Os que se disseram estar sozinhos, eram solteiros, viúvos ou separados (53,2%). A grande maioria tinha filhos (92,7%), em média, 3,7 por pessoa. E 80% declararam praticar alguma religião, frequentemente ou às vezes. Do total, 15% não sabiam ler e nem escrever; 59,7% não terminaram o ensino básico. Apenas 10,49% completaram o ensino médio e 6,9% tinham curso superior completo. Os idosos e idosas ressaltaram a importância que davam à família, à espiritualidade e à realização profissional. Ao contrário, queixaram-se muito das condições de saúde e da vida sexual, negativamente avaliadas.

Do total dos presos idosos, 78,33% afirmaram manter vínculos com suas famílias. No entanto, 18,68% não mantinham nenhuma conexão, e 2,98% não tinham família. Na prisão, um dos indicadores da integração da rede familiar são as visitações: 62,56% disseram que recebiam visita; porém, 37,44%

– expressivo percentual! – não eram visitados por ninguém. Olhando-se por gênero, as mulheres (46,43%) eram menos visitadas que os homens (63,29%). Na média, 43,33% pessoas idosas nunca foram visitadas. Nos dois grupos, impressionou o elevado grau de ausência de relacionamento com familiares.

INFORMAÇÕES SOBRE O PERÍODO DE CÁRCERE E AS ROTINAS INSTITUCIONAIS

Das pessoas idosas presas, 23,9% ainda não haviam sido sentenciadas. A maioria (74,6%) estava detida havia menos de 5 anos. Mas 6,5% estavam no cárcere por mais de 10 anos; e 3,1% por mais de 20 anos. Foram encontrados seis idosos que dizem estar presos por mais de 30 anos em regime fechado. Pode-se inferir pelos dados de tempo de detenção, que muitos foram presos depois de velhos, mas parte significativa envelheceu encarcerada.

No cotidiano da vida prisional são disponibilizadas algumas atividades às quais o preso pode aderir. Os idosos e idosas destacaram as celebrações religiosas (63,54%) e as providências relacionadas com o cumprimento da pena: 31,56% disseram ter consultado defensores públicos e 24,63%, terem sido atendidos por advogados no período estudado. As atividades religiosas, em geral, são organizadas pelos próprios presos nas celas, em geral nas denominadas "celas dos evangélicos". Também foi significativa a recorrência ao ambulatório médico por parte dos presos idosos (35,69%). A frequência à escola configura-se baixa (10,32) e o engajamento em trabalhos que contam para redução de pena (18,14%).

São escassos os serviços essenciais oferecidos pelo sistema penitenciário. E quando prestados, atendem a poucas pessoas. A assistência social atendeu 14,01% deles; o serviço de psicologia, a 8,26%; e o de fisioterapia, a 2,80%. Ao avaliarem com notas de 0 a 10 seu grau de satisfação com aspectos relacionados com a vida no cárcere, os idosos deram-lhe notas, em média, abaixo de cinco (4,19). As atividades consideradas mais negativas foram: transporte (3,85); atendimento médico (3,67); alimentação (3,62); serviço social (3,42); atendimento psicológico (2,75); e a menor de todas as notas foi para o atendimento dentário (2,48). Alguns serviços chamam atenção pela escassez e negligência; outros, pelo descaso e irresponsabilidade, como é o caso da alimentação, considerada pela maioria como inadequada, provocando fraqueza e adoecimento. O serviço de transporte para o hospital ou o fórum foi considerado cruel e desumano. Os presos viajam na parte traseira de uma viatura, algemados, apinhados, quase sem ar, e não recebem durante todo o tempo em que estão nessa condição, nem água e nem alimento.

Quanto aos outros serviços, muitos idosos mencionaram nunca terem sido atendidos. O mesmo acontece com o atendimento dentário. Merece nota especial o visível mau estado, as falhas, as dores e a ausência de dentes.

Muitos idosos e idosas se apresentaram para a entrevista sem próteses dentárias e frisaram que esse é um problema que repercute em seu estado nutricional. A essa condição se soma a avaliação negativa da alimentação que muitos repetiram: *"é impossível de ser mastigada e isso prejudica a digestão"*. Um idoso comentou: *"Já emagreci 10 kg em pouco tempo, não tenho dentes e a comida é crua e dura."* Críticas à qualidade e à quantidade da alimentação foram recorrentes. Vários deles relacionaram a comida oferecida a suas precárias condições de saúde: *"não tem proteína, só carboidrato, estou constipado"*; *"meu colesterol aumentou porque na rua eu tinha uma dieta e aqui não tenho"*. A dieta especial, para alguns presos que apresentam problemas de saúde como diabetes e hipertensão, foi mal avaliada pelos usuários: *"essa alimentação dita "especial deixa a desejar"*: *"faltam frutas, legumes, tudo sem gosto"*.

Merece salientar que a maioria dos presos mencionou a convivência entre eles, com os agentes e gestores como único ponto positivo. Mas alguns de queixaram que os jovens *"perturbam a paz com música alta, cheiro de maconha, palavrões"*. Outros alegaram que eles os ajudam quando precisam de força física: para se levantar, para levar ao banheiro, para se locomoverem. A maioria deles reiterou que são respeitados por todos, por colegas de cela e funcionários da instituição e atribuem isso a sua condição de idoso: *"a gente não traz risco para ninguém"*.

AS CELAS

O tamanho e as condições das celas receberam nota acima de cinco (5,81), por parte dos idosos. A maioria avaliou negativamente esse espaço: *"Não tem cama para todos não! Nós somos 98 e a cama da só para 52, alguns dormem no corredor"*. Condições das celas e alimentação foram os temas mais recorrentes nas queixas. Vários homens com incontinência urinária ressaltaram que, o fato de o chão ficar todo tomado por presos que se amontoam para dormir dificulta o acesso ao banheiro. *"O banheiro é uma privada para 200 pessoas, não tem um lugar para apoiar. Aí faz sujeira. Tem um chuveiro daquele tipo que tem um buraco no meio e dois pés, como é que eu vou subir nisso?*

Os presos idosos disseram que suas principais atividades no cárcere são: conversar (86,48%), ver televisão (82,88%), dormir (78,11%) e ler (67,73%). A maioria não pratica esporte. Embora, o significativo percentual de 24,22% disse que se exercita. No entanto, em nenhuma unidade visitada havia atividade física programada para pessoas idosas.

CONDIÇÕES DE SAÚDE

Metade dos idosos presos (51,06%) considerou que sua saúde atualmente está boa ou ótima. A outra metade (48,93%) disse que ela está ruim ou péssima. Ao compararem suas condições com a dos últimos 5 anos, a maioria (55,52%)

avaliou que houve uma piora. Vários idosos questionaram se algum cuidado com a saúde é possível num ambiente tão promotor de doenças: péssimas condições das celas, alimentação precária, negligenciamento dos serviços e falta de medicamentos. Pelo menos 40 idosos têm muita dificuldade de locomoção e para realizar qualquer atividade da vida diária e são ajudados pelos mais jovens. A pergunta é se deveriam estar ali.

Entre os homens idosos os problemas de saúde mais relatados foram: hipertensão arterial (43,74%); angústia/ansiedade diárias (34%); insônia (31,22%) e dores de cabeça frequentes e enxaqueca (31,95%); estresse 38,2% estresse e, constantemente, gastrite e constipação (37,47%). Entre as mulheres idosas todos os problemas de saúde apresentaram percentuais mais elevados que os dos homens: hipertensão (67,74%); insônia (51,61%); sofrimento mental associado à angústia e à ansiedade diárias (83,97%); dores de cabeça frequentes (71,43%); formigamento nas extremidades (58,06%); hipersensibilidade emotiva (54,8%); perda do senso de humor (51,61%) e estresse (64,29%); e, permanentemente, gastrite e constipação (51,78%). Esse último problema está associado à péssima alimentação, a problemas dentários e sedentarismo.

Uma das maiores queixas de 19,63% dos homens idosos foi a incontinência urinária e o estado geral dos dentes (66,68%). Mais da metade de ambos os sexos (53,82%) declarou usar remédio controlado. Mais de 70% usam óculos e desses, 76% disseram que precisavam trocá-los ou os tinham quebrados; e 2,47% usavam bengala, 2,27%, muleta e 1,17%, cadeira de rodas.

Muitos idosos, particularmente homens, tinham **lesões permanentes**, sendo as mais frequentes: deformidades ou rigidez constante de pé, perna ou coluna (13,15%); incapacidade para reter fezes ou urina (12,63%); defeito ou rigidez constante de dedo, mão ou braço (8.73%), dentre outras. Algumas lesões ocorreram após o ingresso no presídio (31,73%).

CONDIÇÕES GERIÁTRICAS

Do total dos entrevistados, entre homens e mulheres, 41,42% relataram ter tido frequentes problemas de alimentação na prisão; 39,06% declararam ter problemas de esquecimento; 28,64% apresentaram dificuldades para subir e descer escadas; 21,32% avaliaram que os lugares que frequentam oferecem algum perigo para sua segurança física; e 19,74% declararam que sua cabeça não está boa, indicando que percebem agravos a sua saúde mental.

Algumas pessoas estavam em estado de dependência; 40 (maioria homens) não conseguiam se levantar sem ajuda; 39 tinham problemas de fala; 21 precisavam de ajuda para andar, 15 necessitavam de apoio para tomar banho e 15, para comer. A análise dos testes *Mini Mental* revelou que 171 tinham comprometimento cognitivo (30% homens e (38%) mulheres que os fizeram.

SUGESTÕES DOS PRESOS PARA MELHORAR SUA VIDA NA PRISÃO

Os presos e presas idosos deram sugestões para melhorar sua vida na prisão: ter uma comida mais equilibrada (92,89%); acesso a medicamentos (89,33%); atendimento adequado à saúde (81,64%); facilidade para realizar atividades físicas (74,96%); efetivo atendimento do serviço social (73,49%); ter funcionários mais atenciosos (59,20%); e rampas de acesso aos lugares mais frequentados por eles (44,43%).

ALGUMAS CONSIDERAÇÕES PRÁTICAS

É relevante compartilhar uma consideração do governo do Reino Unido sobre o aprisionamento de idosos: "se cometeram crime têm que ser detidos e cumprir pena. Porém, suas condições geriátricas precisam ser respeitadas". Por exemplo, esse governo estabelece que as pessoas nesse seguimento fiquem pelo menos 10 horas fora das celas (Le Mesurier, 2011).

(1) Uma das questões negativas que o estudo mostra é a pulverização dos idosos por 33 penitenciárias o que dificulta a já tão escassa prestação de cuidados. A hipótese é que reunir os idosos em locais específicos e prover condições de segurança (rampas, barras de apoio nos corredores e banheiros), pessoas treinadas para atendê-los do ponto de vista social, médico, odontológico, psicológico e nutricional promoveria uma economia de escala e uma humanização do sistema.

(2) É fundamental que aconteça a liberação dos 16 idosos (todos homens) com mais de 80 anos e dos seis com 88 anos. Que mal essas pessoas poderiam fazer à sociedade? Sua reclusão, quando a lei de Execução Penal os libera, soa como uma crueldade do sistema, secundada pela omissão dos profissionais; soa também como o abandono de pessoas desamparadas e pobres. Ainda que sofram omissão por parte das famílias por causa de seus crimes, deveriam receber apoio e providências do Estado. Possivelmente, alguns não tenham para onde ir, mas cabe ao serviço social providenciar alguma Instituição de Longa Permanência que os possa acolher.

(3) Faltam alguns serviços de saúde essenciais à população idosa que sofre um quadro de degenerescência, geralmente acirrado nas prisões: falta de dentistas; falta de oftalmologistas, o que atinge 74% dos idosos e idosas; falta de acompanhamento médico e de medicamentos de uso contínuo; problemas de qualidade, variedade e quantidade da alimentação; falta de assistência social e de psicologia.

(4) Os serviços de transporte são os piores avaliados, mencionados como tortura imposta a quem tem que utilizá-los. Os idosos pedem que haja uma ambulância disponível para os velhos e outros enfermos que precisarem usá-las.

(5) Uma pergunta que fica é como o Ministério Público trata e a Secretaria de Administração Penitenciária maneja a situação de idosos dependentes convivendo com as pessoas saudáveis dentro do sistema, sem nenhum cuidado adequado, urgente e humanitário. Pela lógica dos direitos humanos, esse grupo de pessoas deveria deixar o regime fechado, pois qualquer outra medida é insuficiente para resolver sua situação.

(6) O tema aqui tratado provoca muitos questionamentos. (a) É comum dizer-se que não é apenas a situação dos idosos que precisa melhorar nas prisões. Sim, é verdade! Mas segundo a Assembleia da ONU em Madrid (2002), é preciso construir *"Uma sociedade para todas as idades!"* (b) Enquanto aqui se engatinha no conhecimento e no cuidado com os velhos presos, as sociedades mais avançadas já deram passos importantes: mudaram a régua para considerar uma pessoa nessa situação para 50 anos, porque os estudos internacionais mostram o desgaste físico e mental do envelhecimento que se acelera nas situações de encarceramento (Cooney; Braggins, 2010; Le Mesurier, 2011; CG, 2013; Greene, 2018; Munday *et al.*, 2019; Toureau, 2021). Seguindo a Lei de Execução Penal, é gritante o número de pessoas pobres que poderiam usufruir de medidas cautelares cumpridas em casa, pelo menos no caso dos 18,6% que já têm 70 anos ou mais. E urge implementar a Política Nacional de Saúde Integral dos Presos (PNAISP) que, se não resolve muitos problemas, pelo menos atende às necessidades urgentes de saúde da população idosa presa. É importante esclarecer que a adesão à PNAISP está prevista no art. 13 da referida portaria que a institui e deve ocorrer por meio de pactuação dos Estados com a União, o mesmo ocorrendo em relação aos municípios, sendo distribuídas as responsabilidades entre esses entes públicos. A mesma portaria prevê que, aos estados, ao Distrito Federal e aos municípios que aderirem, seja garantida uma complementação monetária para a realização das ações nela previstas, complementação a ser repassada pelo Ministério da Saúde, a título de incentivo.

REFERÊNCIAS BIBLIOGRÁFICAS

Brasil. Estatuto do idoso. Brasília: Presidência da República, 2003.

_____. Ministério da Saúde. Atenção Integral à Saúde das Pessoas Privadas de Liberdade no Sistema Prisional (PNAISP). Brasília: MS, 2014.

Cooney F, Braggins J. Doing Time: Good practice with older people in prison - the views of prison staff. London: Prison Reform Trust, 2010.

Ghiggi MP. O idoso encarcerado: considerações criminológicas. Dissertação de Mestrado em Ciências Criminais. Faculdade de Direito, PUCRS. Porto Alegre, 2012, 139 p.

Government of Canada. Summary of issues and challenges facing older and aging offenders in federal custody. 2013. Disponível em: http//www.oci-bec.gc.ca/cnt/comm/presentations/presentationsAR-RA0911Info-eng.aspx. Acesso em: 20 de março de 2023.

Greene M, Ahalt C, Stijacic-Cenzer I et al. Older adults in jail: high rates and early onset of geriatric conditions. Health and Justice 2018;6(3):1-9.

Le Mesurier N. Supporting Older People in Prison: ideas for practice. London: Age UK, 2011.

Minayo MCS, Constantino P. Deserdados Sociais: condições de saúde e qualidade de vida dos presos do Estado do Rio de Janeiro. Rio de Janeiro: Editora Fiocruz, 2015.

Ministério Público. Roteiro de Atuação: o Ministério Público e a fiscalização do serviço de acolhimento institucional de longa permanência para idosos/ Ministério Público do Estado do Rio de Janeiro, Centro de Apoio Operacional das Promotorias de Justiça de Proteção ao Idoso e à Pessoa com Deficiência, Grupo de Apoio Técnico Especializado. – Rio de Janeiro, 2015. Disponível em https://www.mprj.mp.br/documents/20184/542936/Roteiro_de_Atuacao_do_MP_na_fiscalizacao_das_ILPIs.pdf

Munday D, Leaman J, O'Moore E et al. The prevalence of non-communicable disease in older people in prison: a systematic review and meta-analysis. Age and Ageing 2019;48:204-212.

Tourau C. Vieillir en prison, Punition et compassion. Questions de société. Nice: Champ social, 2021.

O JUDICIÁRIO NO ATENDIMENTO À PESSOA IDOSA

CAPÍTULO 10

Andreia Cristina Alves Pequeno

INTRODUÇÃO

O crescimento da população longeva no Brasil e um cenário nacional pós-ditadura militar, marcado por lutas em prol do reconhecimento dos direitos de diferentes segmentos sociais, acrescido de uma pauta internacional sensível ao fenômeno do envelhecimento populacional, tornaram fértil o solo pátrio para a construção de um sistema normativo de reconhecimento e de proteção aos direitos das pessoas idosas.

Após a Carta Constitucional de 1988, o país passou a contar com um conjunto normativo que busca assegurar a garantia dos direitos da pessoa idosa, desenhando condições para que a vida desta parcela da população se materialize com dignidade, com promoção e preservação de sua autonomia e com a proteção necessária para uma longevidade com qualidade de vida e com garantia de acesso a direitos. E que também impactou o modelo de organização de diferentes instituições componentes da rede de atendimento, de modo que foram implantados – em algumas delas – serviços especializados para atender a este segmento.

Este texto almeja apresentar um panorama de como esta rede de atendimento está desenhada no Rio de Janeiro, apresentar breves considerações a respeito da realidade do atendimento ao idoso no cenário do Tribunal de Justiça do Estado do Rio de Janeiro e abordar o trabalho do assistente social nesta instituição jurídica.

A IMPLANTAÇÃO DO ATENDIMENTO ESPECIALIZADO PARA O PÚBLICO IDOSO NO RIO DE JANEIRO

A aprovação da Lei 10.741, em 2003, reafirmou a questão da pessoa idosa na agenda brasileira, despertando o olhar de vários órgãos para este crescente contingente populacional que acumula uma história de preconceitos e de violação de seus direitos básicos. Neste cenário assume importância o pleito de instalação de diversos serviços especializados que foi apresentado pelos próprios idosos, trabalhadores e representações da sociedade civil, em maio de 2006, na I Conferência Nacional dos Direitos da Pessoa Idosa: Construindo a Rede Nacional de Proteção e Defesa da Pessoa Idosa (RENADI), realizada em Brasília – DF (CNDI/SDH, 2006). O relatório da referida Conferência Nacional é claro no que se refere à criação de serviços especializados em diferentes áreas, de modo a assegurar um atendimento adequado às peculiaridades desta faixa etária, o que é fator essencial para a proteção e a defesa dos direitos da pessoa idosa.

Sensível à complexidade das questões vinculadas ao envelhecimento populacional e, sobretudo, à problemática da situação da população idosa em situação de risco, um dos primeiros órgãos a implantar um atendimento especializado para este público foi o Ministério Público do Estado do Rio de Janeiro.

Ainda em 2005, por meio da Resolução GPGJ nº 1.284/05, o Ministério Público do Estado do Rio de Janeiro iniciou o processo de criação das Promotorias de Justiça de Proteção ao Idoso e à Pessoa com Deficiência. Até o momento foram instaladas cinco destas promotorias na cidade do Rio de Janeiro e há outras sete distribuídas pelo estado do Rio de Janeiro. Implantou, também, o Centro de Apoio Operacional das Promotorias de Proteção ao Idoso e à Pessoa com Deficiência, conforme Resolução nº 1.766/12, que atende aos órgãos de execução com atuação na defesa de interesses difusos, coletivos, individuais homogêneos de relevância social e individuais indisponíveis, em matéria de proteção ao idoso e à pessoa com deficiência.

A Defensoria Pública Geral do Estado (RJ) também especializou o atendimento prestado com a inauguração do Núcleo Especial de Atendimento à Pessoa Idosa (NEAPI), que oferece assistência jurídica à população longeva do Rio de Janeiro em situação de vulnerabilidade, na defesa de seus interesses individuais e coletivos (DPGE, 2017).

No contexto da segurança pública, foi implantada, em 2007, a Delegacia Especial de Atendimento à Pessoa de Terceira Idade (DEAPTI), atualmente situada em Copacabana, que é um bairro com grande número de moradores idosos.

Quanto ao Tribunal de Justiça do Estado do Rio de Janeiro, até este 2023, não houve a criação de uma Vara Judicial especializada para o atendimento à população idosa, optando-se por inserir a questão no bojo do cenário da infância e juventude, nas, então, denominadas Varas da Infância, da Juventude e do Idoso.

Porém, recentemente, o Conselho Nacional de Justiça (CNJ) adotou algumas medidas relacionadas com a pessoa idosa, as quais podem vir a ensejar alguma mudança na dinâmica organizacional e operacional dos Tribunais Estaduais. Em 2021, foi aprovada a Recomendação nº 47, que "Dispõe sobre medidas preventivas para que se evitem atos de violência patrimonial ou financeira contra pessoa idosa, especialmente vulnerável, no âmbito das serventias extrajudiciais e da execução dos serviços notariais".

E, recentemente, em 5 de setembro deste 2023, foi, finalmente, instituída a Política Judiciária sobre Pessoas Idosas e suas Interseccionalidades no Poder Judiciário, por meio do Ato Normativo nº 0005234-84. Assim como o CNJ adotou um panfleto eletrônico para ser distribuído aos tribunais com conteúdo a respeito dos direitos da população idosa.

O PODER JUDICIÁRIO

A organização judiciária é regrada pela Lei Estadual 6956/2015, mas a legislação nacional também dialoga com o funcionamento do Poder Judiciário, traçando definições e orientações à prestação jurisdicional. A Política Nacional do Idoso, em seu artigo 10, estabelece que cabe ao Poder Judiciário "promover e defender os direitos da pessoa idosa" e "zelar pela aplicação das normas sobre o idoso determinando ações para evitar abusos e lesões a seus direitos" (MPRJ, 2016, p. 22).

O Estatuto da Pessoa Idosa afirma, em seu artigo 3º, que é dever também do poder público assegurar ao idoso, com absoluta prioridade, a efetivação de seus direitos. E esclarece que tal prioridade compreende, dentre outros elementos, o atendimento preferencial imediato e individualizado junto aos órgãos públicos e privados prestadores de serviços à população. Assim, seu artigo 71 anuncia que "é assegurada prioridade na tramitação dos processos e procedimentos e na execução dos atos e diligências judiciais em que figure como parte ou interveniente pessoa com idade igual ou superior a 60 (sessenta) anos, em qualquer instância" (MPRJ, 2016, p. 24-35).

Neste sentido, o Conselho Nacional de Justiça (CNJ) adotou a Recomendação nº 14, de 06/11/2007, que orienta aos Tribunais de Justiça de todos os estados a adoção de medidas para dar prioridade aos processos e procedimentos em que figure como parte interveniente pessoa com idade superior a 60 anos, em qualquer instância. Trata-se da única orientação que versa sobre a população idosa emanada do referido órgão até o momento.

A respeito de atendimento especializado, o Estatuto da Pessoa Idosa, por sua vez, define no artigo 47, como uma de suas linhas de ação, a implementação de "serviços especiais de prevenção e atendimento às vítimas de negligência, maus-tratos, exploração, abuso, crueldade e opressão" (MPRJ, 2016, p. 29). Sobre o acesso ao Poder Judiciário anuncia, em seu artigo 70, que "o poder público poderá criar Varas especializadas e exclusivas do idoso" (MPRJ, 2016, p. 31). Isto não significa que toda a diversidade de questões que chegam ao Judiciário e envolvem pessoas idosas deveriam ser julgadas em uma única e mesma Vara Judicial. O critério a ser adotado não pode ser exclusivamente o da idade, mas deve ser conjugado a recortes situacionais decorrentes da matéria a ser apreciada (Alencar, 2008, p. 373).

Assim, a Lei Estadual 6.956/2015 fixou as competências para os Juízos de Direito do Idoso, dentre as quais destacamos: processar, julgar e praticar todos os atos concernentes aos direitos dos idosos em situação de risco, na forma da lei; fiscalizar e orientar instituições, programas, organizações governamentais e não governamentais, bem como quaisquer outras entidades de atendimento ao idoso, com o fim de assegurar-lhes o funcionamento eficiente e coibir irregularidades; conhecer pedidos de registro civil de nascimento tardio de idoso sob sua jurisdição, e regularizar seus registros no curso de procedimentos de sua competência.

A ideia de idoso em situação de risco é balizada pelo teor do artigo 43 do Estatuto da Pessoa Idosa, que versa sobre a aplicação de medidas protetivas ao idoso que estiver com seus direitos violados por ação ou omissão da sociedade ou do Estado; por falta, omissão ou abuso da família, curador ou entidade de atendimento e em razão de sua condição pessoal. A adequada medida protetiva seria aplicada pela autoridade judiciária para resguardar a proteção integral do idoso (Pinheiro, 2008, p. 307/313).

No que diz respeito à fiscalização das instituições, segundo dados do Ministério Público do Estado do Rio de Janeiro, hoje existiriam um total de 260 (duzentos e sessenta) instituições de longa permanência para idosos, situadas na cidade do Rio de Janeiro (MPRJ, 2015). Entretanto, não houve criação de Varas judiciais específicas para a matéria de idoso no Tribunal de Justiça (TJRJ) do Estado do Rio de Janeiro. As questões relacionadas com a pessoa idosa em situação de risco foram vinculadas ao cenário infanto-juvenil, cujas varas judiciais passaram a denominar-se Vara da Infância, da Juventude e do Idoso, atualmente em um total de quatro no município do Rio de Janeiro.

Como nem toda demanda oriunda da população idosa relaciona-se com situações de risco, nos termos conceituais definidos pelo Estatuto da Pessoa Idosa, chega ao judiciário um rol muito mais amplo de questões que envolvem este público e que estão disseminadas pelas diferentes especialidades de Varas Judiciais que hoje formatam a prestação jurisdicional no Rio de Janeiro.

O TRABALHO DOS ASSISTENTES SOCIAIS NAS AÇÕES JUDICIAIS

O assistente social ingressou no cenário do Judiciário Estadual no contexto da década de 1930, quando a profissão também começava a fincar raízes em terras nacionais, no Rio de Janeiro, então capital do Brasil. Trata-se de um período histórico de reconfiguração das condições existenciais da nação, encaminhadas pelo governo de Getúlio Vargas, que inicia seu mandato com uma gestão de bases democráticas, mas que implantou, na sequência, um período ditatorial. Assim, ocorreram mudanças no contexto econômico e político, marcado por investimentos na industrialização, urbanização da cidade, significativo ciclo migratório da população do campo para a cidade, implantação das primeiras leis de proteção ao trabalhador. Tem-se uma redefinição do enfrentamento às requisições do trabalhador, mediante a implantação de outras estratégias para administrar as tensões decorrentes da relação capital-trabalho que não apenas a polícia e as demais medidas coercitivas. É neste cenário que emerge a profissão de Serviço Social, com a incorporação de seus profissionais, assistentes sociais, em diferentes áreas e instituições, públicas e privadas (Iamamoto, 1998).

No Judiciário Estadual os assistentes sociais foram demandados a ofertar seu saber, suas técnicas e estratégias para ofertar subsídios ao labor do juiz, no recém-implantado Juizado da Infância e da Juventude.

Nestes tempos contemporâneos a vida se fez mais complexa e foi atingida pela judicialização das relações sociais e interpessoais. Tal ocorrência fez chegar ao cenário do judiciário questões inovadoras na trajetória desta instituição secular, mas que refletem os tensionamentos, decorrentes da luta por melhores condições de vida travada por aqueles que vivem do trabalho. As conquistas obtidas, sobretudo nas últimas décadas, têm uma de suas expressões fincadas no aparato normativo inaugurado pela Constituição Federal de 1988 e pela legislação dela decorrente.

Mudanças e inovações legais a respeito dos direitos de crianças, adolescentes, idosos e da família têm fomentado uma cultura de proteção com novo formato, que busca sedimentar tais personagens como sujeitos de direitos; o que também tem contribuído para que a esfera judiciária seja instada a se posicionar a respeito do acesso desta população a seus direitos. Ao mesmo tempo, houve um reconhecimento de que a abordagem multidisciplinar tende a favorecer a construção de uma decisão judicial que reconheça e proteja os direitos de tais sujeitos.

Ao longo de oito décadas, o trabalho do assistente social expandiu-se no bojo da instituição judiciária e passou a ser demandado por diferentes áreas do Direito. Atualmente, atua na área criminal e cível e esta última abarca o denominado Direito da Infância e da Juventude, o Direito de Família e o Direito do Idoso. Sempre com o propósito de oferecer subsídios à decisão judicial, este profissional deve realizar sua intervenção também com observância às normativas profissionais, sobretudo a regulamentação do exercício profissional, e o Código de Ética Profissional, que orienta para uma intervenção comprometida com a igualdade, com a justiça social, com o acesso da população aos seus direitos.

No que se refere à pessoa idosa, foco deste texto, está envolvida em ações judiciais de diferentes tipos, assim como acontece com quaisquer outras pessoas. No entanto, a depender da natureza de tais ações, o assistente social é demandado pela autoridade judiciária para emitir parecer social que subsidie as decisões e a sentença a ser proferida no processo, sobretudo quando se analisam – na esfera do Judiciário Estadual – as questões elencadas:

1) Guarda dos netos – à princípio, toda criança está sob a guarda e poder familiar de seus genitores, os quais têm o dever de prestar a sua prole a assistência material, moral, educacional e afetiva de que necessita para um qualitativo desenvolvimento infanto-juvenil. Entretanto, em algumas situações os avós acabam contribuindo ou desejando contribuir com a prestação de assistência aos netos, o que enseja este tipo de processo judicial. Tais ações podem ou não envolver situações de litígios com os pais da criança, bem como envolver situações de alienação parental. Além disso, também substanciam tais processos questões previdenciários com foco na proteção e na garantia de melhores condições de vida para o infante, ao buscar qualificar o neto como seu dependente.
2) Tutela dos netos – são ações decorrentes do falecimento dos pais da criança, quando se faz necessário que alguém assuma a responsabilidade pelo infante de modo a evitar seu abandono e institucionalização.
3) Alimentos – nestas ações o idoso pode oferecer o pagamento de pensão, geralmente, para seus netos ou ser convocado a assumir colaboração na prestação de assistência material aos mesmos. Mas, também, o idoso que necessitar de contribuição para seu próprio sustento pode requerer pensão para si, em face de seus filhos ou de algum outro ente parental.
4) Interdição – em ações desta natureza temos idosos solicitando a interdição de seus filhos e parentes. Ou, o que é mais comum, na condição daquele que está em avaliação para ser interditado, quando acometidos por doenças que prejudicam sua autonomia e capacidade de discernimento, tais como as doenças demenciais e AVC com sequelas.
5) Medida protetiva, com base no Estatuto do Idoso – são ações que envolvem pessoas idosas com seus direitos violados, usualmente, vítimas de negligencia e das diversas tipificações de violência (física, psicológica, financeira) e busca-se com tais ações assegurar a necessária superação desta condição de violação de direitos.
6) Medida protetiva, com base na Lei Maria da Penha – são ações que envolvem pessoas idosas, do sexo feminino, que são vítimas de violência doméstica, frequentemente, em decorrência de atos praticados por seus familiares.
7) Convivência familiar – ações por meio das quais idosos buscam o direito de conviver com seus netos, filhos e irmãos, em razão de estarem enfrentando algum impedimento a este respeito.

CONSIDERAÇÕES FINAIS

O envelhecimento populacional é um fenômeno que já fincou raízes em terras mundiais e nacionais (Camarano, 2017). E motivou a aprovação de diretrizes internacionais, de leis brasileiras e de normativas institucionais que versam especificamente sobre a garantia e a proteção dos direitos da população idosa. Apesar disso, não podemos ainda comemorar a implementação de políticas públicas consistentes e eficientes, nem a implantação de uma rede de serviços que assegure atendimento especializado e de qualidade à população idosa.

Esta relevante mudança demográfica ocorrida – no cenário nacional, fluminense e carioca – nas últimas décadas representa muito mais que um dado quantitativo, muito mais que meros números. Trata-se de um fenômeno que impacta o cenário da vida social em suas diferentes dimensões, pois traz novas ocorrências e desafios que ensejam mudanças no aparato normativo e convocam o poder público a reformular seu padrão organizacional e a adotar políticas que atendam às necessidades específicas desta crescente população idosa.

Neste ano de 2023, quando o Estatuto da Pessoa Idosa, completa 20 anos, o que se identifica é que ainda há muito a se fazer para a efetivação desta lei. E muitas ações judiciais poderiam ser evitadas se políticas públicas consistentes fossem adotadas no território nacional de modo a universalizar a garantia de direitos e condições dignas de vida para a população.

REFERÊNCIAS BIBLIOGRÁFICAS

Alencar RARC. Varas Especializadas. In: Estatuto do Idoso Comentado. São Paulo: Servanda, 2008, p. 372-373.

Camarano AA, Pasinato MT. O envelhecimento populacional na agenda das políticas públicas. In: IPEA. Os novos idosos brasileiros. Muito além dos 60. Rio de Janeiro, 2014. Cap. 8, p. 254/292.

CNDI/SDH. Anais da I Conferência Nacional dos Direitos da Pessoa Idosa: Construindo a Rede Nacional de Proteção e Defesa da Pessoa Idosa (RENADI). Brasília: SDH, 2006.

DPGE. Deliberação CS/DPGE nº 77, de 30 de setembro de 2011. Dispõe sobre as atribuições do Núcleo Especial de Atendimento à Pessoa Idosa - NEAPI, criado pela Resolução nº 80, de 25 de setembro de 1997, para adequação à legislação vigente.

Iamamoto MV, Carvalho R. Relações Sociais e Serviço Social no Brasil: esboço de uma interpretação histórico-metodológica. 12. ed. São Paulo: Cortez; (Lima, Peru): CELATS, 1998.

MPRJ. Coletânea de Legislação. Direitos e Garantias das Pessoas Idosas. MPRJ: Rio de Janeiro, 2016.

Pinheiro RCC. Medidas de Proteção. Hipóteses de Aplicação. In: Estatuto do Idoso Comentado. São Paulo: Servanda, 2008, p. 307-313.

Parte IV   O Fazer Profissional: a Prática do Serviço Social nos Diversos Espaços Institucionais

A PRÁTICA DO SERVIÇO SOCIAL EM AMBULATÓRIOS DE GERIATRIA

Maria Angélica Sanchez

Em uma unidade de saúde a atenção geralmente está centrada no enfoque médico. A pessoa idosa, quando chega a uma unidade ambulatorial, geralmente não apresenta uma demanda específica para o serviço social. Tais demandas, geralmente, se expressam ao longo das avaliações multidisciplinares e exigem do profissional um olhar direcionado a cada questão, levando em consideração a singularidade dos usuários do serviço.

Ações coletivas são imprescindíveis no sentido de levar o indivíduo a conscientizar-se do seu protagonismo enquanto sujeito de direitos. A viabilização do acesso aos equipamentos previstos nas políticas públicas consiste numa importante atuação com aqueles que ingressam no serviço. No entanto, a ênfase do processo de trabalho do assistente social será nos problemas sociais que podem influenciar no restabelecimento da saúde ou no aparecimento de novas doenças.

A população idosa chega aos serviços de saúde com um grande número de questões sociais. Algumas de grande complexidade que vão exigir o aporte teórico e prático dos outros profissionais que compõem a equipe multidisciplinar; embora, geralmente, os demais profissionais se reportem com maior frequência ao assistente social por sua habilidade de lidar com conflitos familiares, dificuldade de adesão ao tratamento por insuficiência de recursos e casos de violência, entre outros.

O INSTRUMENTAL DO SERVIÇO SOCIAL

Para desenvolver suas ações, o profissional se utiliza tanto da abordagem individual, que engloba as entrevistas, os atendimentos sequenciais e as reuniões com familiares, quanto da abordagem coletiva realizada com grupos em atividades de sala de espera, orientação a cuidadores, entre outros.

A ENTREVISTA

Nas ações individuais a entrevista é o instrumental mais utilizado pelo assistente social, tendo como objetivo colher dados para conhecer a demanda do usuário e, desta forma, avaliar as condições sociais que podem interferir na recuperação da saúde. Ao realizar a entrevista o profissional abre a escuta sobre a dinâmica familiar e a base de suporte do usuário em avaliação. Uma entrevista bem elaborada poderá contribuir sobremaneira com a elaboração do plano de cuidados, deixando claro, para os demais componentes da equipe, as condições de bem-estar do usuário, pontuando quais ações produzirão efeitos positivos ou negativados no cuidado (Sanchez & Mota, 2009).

O momento dessa entrevista será fundamental para observar a inadequação dos arranjos sociais e recursos, se há riscos para viver sozinho, se há indícios de isolamento social, se há uma condição social que esteja impedindo a recuperação da saúde, se há alguma situação que configure maus-tratos. Nesta conversa é importante, também, tentar identificar quais as preferências e valores deste usuário que ingressa no serviço e, na medida do possível, sempre avaliar o acompanhante para identificar se está sobrecarregado em decorrência do cuidado ou se também necessita de algum suporte para continuar prestando cuidado ao seu familiar.

O protocolo de avaliação pode variar conforme os objetivos do usuário, bem como os do profissional. Contudo, sugere-se que o protocolo contenha informações relevantes sobre a composição da rede social, a qualidade do suporte social, as possibilidades e os limites dos recursos sociais e quais as situações de risco social ou geradores de estresse estão presentes.

É importante destacar a ênfase nas relações sociais e tentar identificar se tais relações se apresentam como positivas ou negativas. Estudos mostram que a construção de relações positivas constitui a chave para a longevidade. As pessoas que têm mais apoio social tendem a ter melhor saúde mental, cardiovascular, melhor funcionamento imunológico e melhor desempenho cognitivo. Os contatos estabelecidos ao longo da vida podem potencializar as condições favoráveis de saúde física, mental e social (Cozolino, 2014).

O Quadro 11-1 resume algumas dimensões sociais e condições a serem avaliadas em uma entrevista e o Quadro 11-2 detalha como avaliar as condições de risco social.

A INTERVENÇÃO

Uma avaliação social bem detalhada fornece nítido retrato da situação da pessoa idosa e de sua dinâmica familiar. Após a entrevista é possível identificar se há alguém perpetrando violência, se o cuidador não possui habilidade ou condições para exercer determinada tarefa e se há inadequação de recursos de qualquer natureza.

Ao identificar fragilidade no apoio e na rede de suporte social o profissional deve discutir com a pessoa idosa sobre a fragilidade do suporte, identificar as condições de autonomia e independência, entrar em contato com os demais membros da rede de suporte, organizar reunião com familiares,

Quadro 11-1. Dimensões Sociais e Condições a Serem Avaliadas em uma Entrevista

Dimensões	Itens	Condições avaliadas
Rede social	Características estruturais da rede social pessoal	Vive só ou acompanhado Número de pessoas que a compõem a rede Periodicidade da convivência entre os membros Disponibilidade de convivência
	Características das relações extra rede pessoal	Vizinhos Amigos Participação em grupos sociais ou religiosos
Recursos	Aspectos econômicos	Conta com benefícios previdenciários É chefe de família Não possui renda Ainda trabalha
	Aspectos habitacionais	Moradia própria Saneamento básico Acesso
Risco social	Situações recentes	Morte de pessoa próxima Mudança de casa Perda financeira Separação na família Cuidador de familiar dependente Familiares próximo que fazem uso de álcool ou drogas
Questões de gênero	Situações que envolvem população LGBT	Isolamento Distanciamento de familiares Tristeza Preconceito Acesso à rede de saúde

Fonte: a autora.

buscar alternativas que possam melhorar o suporte, buscar a parceria com os equipamentos de assistência social das áreas de abrangência dessa prestação de serviços.

Na ausência de uma rede familiar é fundamental que o profissional tente identificar outras pessoas da rede pessoal, como amigos, vizinhos ou integrantes de seu grupo religioso, ou buscar alternativas que possam propiciar maior bem-estar da pessoa idosa.

Na inexistência de qualquer possibilidade de suporte o profissional pode também buscar articulação com instituições de longa permanência, conforme os critérios de elegibilidade com o CREAS ou acionar o Ministério Público para as medidas cabíveis.

Quadro 11-2. Avaliação das Situações de Risco Social em uma Entrevista

Situações de risco social	Avaliação
Morte de pessoa próxima	Indagar se houve falecimento recente de alguma pessoa importante para o idoso. Situações de luto podem ser trabalhadas junto a outros profissionais da equipe
Mudança de casa	Buscar saber se houve mudança de casa por algum motivo que foi contra a vontade do idoso. Idosos, geralmente, sofrem ao ter que deixar espaços que construíram ou que viveram a maior parte da vida
Separação conjugal	Indagar sobre separação de pessoas importantes na vida do idoso. Pais, geralmente, tendem a sofrer com o rompimento das relações de seus filhos, avós da mesma forma. Além disso, uma separação pode significar um retorno à casa, ocasionando uma condição de dependência
Perdas financeiras	Identificar se houve perdas financeiras importantes que possam estar causando problemas na vida do idoso. Caso tenha acontecido, indagar o tipo de perda. Não muito raro idosos têm seus bens subtraídos por familiares
Cuidador de pessoa dependente	Identificar se cuida de pessoa doente ou em condição que cause sobrecarga e estresse
Uso abusivo de álcool ou de drogas	Identificar se existe algum familiar que faz uso de álcool ou de drogas, gerando situações de risco ou de estresse para o idoso, ou se tal situação gera ônus financeiro ou emocional

Fonte: a autora.

INSTRUMENTOS DE AVALIAÇÃO

Na dependência da complexidade da situação apresentada pela pessoa idosa, o profissional pode lançar mão de outras ferramentas que poderão auxiliar no diálogo para maior entendimento daquilo que é expresso pelo indivíduo em avaliação; porém, de forma velada e não alcançado em uma conversa não estruturada.

Um dos instrumentos muito utilizados internacionalmente, seja pelo serviço social ou pela enfermagem e psicologia, é o APGAR da família, que não possui qualquer relação com o APGAR da criança. Trata-se de uma sigla na língua inglesa *Adaptation* (Adaptação), *Partnership* (Companheirismo), *Growth* (Desenvolvimento), *Affection* (Afetividade) e *Resolve* (Capacidade resolutiva). É um questionário estruturado para avaliar o nível de satisfação subjetiva com o cuidado recebido de algum membro familiar (Vera *et al.*, 2014).

Avaliar a qualidade das relações é tão importante quanto identificar a existência de uma rede de suporte. Estruturas harmônicas colaboram com um envelhecimento digno e com considerada qualidade. Igualmente importante, no conjunto das avaliações, é o olhar direcionado para a pessoa que cuida de um idoso dependente. Ela geralmente é uma forte parceira, aliada à equipe, para garantir a adequada adesão ao tratamento, mas pode ser também um indivíduo com questões complexas capazes de interferir de forma negativa na vida de seu familiar. Portanto, uma avaliação adequada com o responsável pelo cuidado é recomendada nos protocolos do serviço social na atenção gerontológica.

A *Burden Interview* (BI), mundialmente conhecida como escala de Zarit, é um excelente questionário – validado no Brasil por Scazufca (2002) – capaz de fornecer ao profissional valiosas impressões acerca da sobrecarga em decorrência do cuidado, uma vez que cuidadores com altos níveis de sobrecarga muitas vezes adoecem. Trata-se de uma ferramenta composta por 22 itens para serem respondidos pelo cuidador principal.

A Constituição brasileira é emblemática quando se refere à atribuição do amparo às pessoas idosas. Não obstante, a Legislação que chama a família a fazer parte do processo de cuidado, torna mister repensar as condições em que esta família se encontra para assumir tal cuidado. Grande parte dos cuidadores familiares, considerados como informais, não possui habilidades, tampouco estrutura emocional, para assumir a tarefa de cuidar. Ademais, no país não existe uma política do cuidado que possa contemplar tanto aqueles que cuidam quanto aqueles que necessitam de cuidado.

Quando o profissional identifica um indivíduo sobrecarregado é necessário encaminhá-lo para grupos de suporte e orientação. Além disso, uma reunião familiar para identificar outros possíveis cuidadores é uma importante estratégia.

Ainda com foco no responsável pelo cuidado, é fundamental estar atento às situações que podem gerar atos violentos. A violência contra a pessoa idosa cresce vertiginosamente. Muitas vezes ela se apresenta velada e essa invisibilidade pode ser nociva. Estar atento àquilo que é expressado pelo idoso durante a entrevista, bem como ter clareza dos sinais que podem alertar para esta condição, é papel preponderante do profissional de serviço social.

Esta situação é um dos maiores problemas "(in)visíveis aos olhos da sociedade. Apesar de se tratar de um fenômeno mundial, se dissemina nas mais variadas formas e acabam não se assumindo como um sério problema de saúde pública que é capaz de produzir efeitos deletérios no ser humano (Sanchez & Frias, 2015). Contudo, apesar da relevância do tema, caminha-se lentamente para a resolubilidade da questão. A viabilização das políticas públicas e o enfrentamento da situação com rigor e seriedade, constitui um dos maiores desafios nos dias atuais.

Um dos instrumentos que pode ser utilizado para avaliar a prática de atos violentos é o *Caregiver Abuse Screen* (CASE). Trata-se de um instrumento que tem por objetivo rastrear a violência doméstica. Ele serve como um roteiro estruturado para conhecer o comportamento da pessoa que se apresenta como a responsável pelo cuidado.

Nos casos de identificação de perpetração da violência, várias ações devem ser executadas pelo assistente social. Inicialmente, o profissional deve organizar uma reunião com os familiares de modo a compreender as circunstâncias dos atos violentos, esclarecendo sobre os direitos da pessoa idosa e se utilizando do arcabouço legal de proteção a este segmento etário. Além disso, buscar parcerias com os Centros de Referência em Assistência Social (CRAS) no sentido de trabalharem o fortalecimento de vínculos, e com os Centros Especializados de Assistência Social (CREAS), nos casos em que a pessoa idosa esteja exposta à situação de risco, são estratégias fundamentais.

Feito isso, é importante que o profissional tenha clareza da sua responsabilidade em notificar o ato violento à vigilância epidemiológica, ressaltando-se que esta ação não está relacionada com a denúncia. Trata-se apenas de um trâmite legal para mapear a violência e alimentar o Sistema de Informação de Agravos de Notificação (SINAN), permitindo o fornecimento de dados importantes para a formulação de políticas públicas.

A denúncia é uma via final e sempre deve ser discutida com a pessoa que sofreu a violência, desde que ela esteja com sua capacidade cognitiva preservada. Isto porque existem muitas lacunas a serem preenchidas neste campo. A começar pela retaguarda de proteção aos idosos que têm seus direitos violados, e ampliando a atenção para os perpetradores de violência, que, em muitos casos, são indivíduos adoecidos que necessitam de intervenção, como, por exemplo, os dependentes químicos.

Todos os instrumentos auxiliares podem ser aplicados por qualquer categoria profissional. O Serviço Social se beneficia dos mesmos quando os utiliza para complementar a sua avaliação. É importante ressaltar que tais instrumentos não substituem os pressupostos que balizam a avaliação/intervenção do profissional. Porém, eles servem para ampliar o olhar da equipe e embasar a discussão interdisciplinar. Os instrumentos aqui citados, bem como suas instruções de aplicação, podem ser acessados em: www.geronlab.com.

REFERÊNCIAS BIBLIOGRÁFICAS

Cozolino L. The Neuroscience of human relationships: attachment and the developing social brain (Norton Series on Interpersonal Neurobiology), 2nd ed. WW Norton & Company; 2014.

Sanchez MAS, Frias SR. Violência contra a pessoa idosa. In: Kitner D, Jaluul O (Orgs.). Programa de Atualização em Geriatria e Gerontologia. Porto Alegre: Artmed Panamericana; 2015. v.3. p. 9-54.

Sanchez MAS, Mota GMS. A entrevista social no processo de avaliação geriátrica ampla. Revista Brasileira de Geriatria e Gerontologia 2009;12(1):25-33.

Scazufca M. Brazilian version of the Burden Interview scale for the assessment of burden of care in carers of people with mental illnesses. Rev Bras Psiquiatr 2002;24(1):12-7.

Vera I, Lucchese R, Munari DB et al. Índex APGAR de Família na avaliação de relações familiares do idoso: revisão integrativa. Revista Eletrônica de Enfermagem 2014;16(1):199-210.

A PRÁTICA DO SERVIÇO SOCIAL NOS AMBULATÓRIOS DE SAÚDE MENTAL

CAPÍTULO 12

Juliana Rosas Rodrigues

A saúde mental tem sido um espaço vultoso de demanda para os assistentes sociais, em especial, com o advento da pandemia da covid-19 que exteriorizou um protagonismo dos transtornos de ordem mental e psíquica, fazendo com que as pessoas favorecessem o debate acerca da questão, entendendo que todos podem estar sujeitos ao sofrimento psíquico e que não é salutar perpetuar seus estigmas. Salienta-se ainda o quão importante é elevar o tema da saúde mental na esfera nacional, incluindo-a no cerne das políticas públicas e aumentando o orçamento para melhoria dos serviços de atendimento à população, uma vez que o usuário da saúde mental atravessa todas as demais políticas que envolvem o cuidado, devendo assim transcorrer em um olhar descentralizado, participativo, contínuo e respeitoso aos direitos humanos, favorecendo a inclusão social e o exercício da cidadania dos usuários e seus familiares. Recorda-se que tal inclusão na agenda das políticas públicas vai ao encontro das propostas da Organização Mundial da Saúde (OMS), assegurando os direitos das pessoas que apresentam transtornos mentais.

O acesso aos cuidados em saúde, incluindo a saúde mental, é um direito humano fundamental de todos os brasileiros, conquistados por meio de lutas encampadas no período de redemocratização da sociedade brasileira sob a regência do movimento da reforma sanitária brasileira, sendo adornada pelo reconhecimento da saúde como um "direito de todos e dever do Estado, garantindo mediante políticas públicas sociais e econômicas que visem à redução do risco de doenças e de outros agravos e ao acesso universal e igualitário às ações e serviços para sua promoção, proteção e recuperação" art. 196 da Constituição Federal de 1988, e não mais orientadas apenas para as pessoas com capacidade contributiva, mas por um sistema amplo, igualitário e universal.

Somada a esta conquista, a reforma psiquiátrica difunde o fechamento gradual de manicômios e hospícios que proliferavam em todo o país, sem qualquer critério de internação, locais de incontáveis maus-tratos aos seres humanos. A Lei Antimanicomial tem em suas diretrizes principais a desinstitucionalização de pessoas com longos períodos de internação, promovendo serviços especializados de saúde mental inseridos nos territórios e em regime aberto, humanizado e integral.

No contexto da operacionalização do Pacto pela Saúde (Brasil, 2006), a representação das Redes de Atenção à Saúde e sua articulação com o modelo de atenção são indispensáveis. No campo da saúde mental, a Rede de Atenção Psicossocial (RAPS) foi deliberada como uma das prioritárias. A Portaria GM nº 3088, de 23 de dezembro de 2011, instituiu este dispositivo por meio da criação, ampliação e articulação dos pontos de atenção à saúde de pessoas em sofrimento ou transtorno mental, e com necessidades decorrentes do uso de substâncias psicoativas e álcool. Apoiados nessa definição objetiva-se a construção de redes de cuidado em saúde mental, visando articular mais efetivamente a ação dos profissionais às necessidades de saúde da população do território, compreendendo território como um espaço vivo, que, além das condições objetivas que oferece, apresenta também dimensões subjetivas decorrentes das relações entre os sujeitos que nele convivem (Sacardo; Gonçalves, 2007).

Nesta rede, os ambulatórios de saúde mental estão ausentes desde 2011, quando, por meio da Portaria 3.088/11, foi retirada do quadro de dispositivos de cuidado da RAPS. No que diz respeito ao ambulatório de saúde mental, trata-se de uma estrutura de nível de atenção secundária, desempenhando função complementar à atenção básica e ao Centro de Atenção Psicossocial (CAPS) ocupando o papel de referência no matriciamento da rede de atenção em saúde mental e na capacitação de recursos humanos.

Na medida em que se verifica na prática a importância do lugar e a função dos ambulatórios de saúde mental, acredita-se ser essencial o retorno à discussão de sua reinserção na referida rede, sendo de grande prejuízo para o desenho desta e para os processos de cuidar, a sua exclusão, visto ser um dispositivo fundamental para articulação e acolhimento destes usuários.

A humanização dos serviços em saúde mental é um processo de superação desse paradigma manicomial que enfatizava a internação e a medicalização, desconsiderando diversas intervenções e cuidados com viés de proteção de direitos e de exercício de cidadania nos serviços do sistema de saúde. A Política Nacional de Humanização do Sistema Único de Saúde nos chama à necessidade de adotarmos a humanização como política transversal, entendida como um conjunto de princípios e diretrizes que se traduzem em ações nos diversos espaços e nas práticas de saúde, caracterizando uma construção coletiva, questionadora das verticalidades. Neste sentido, a humanização implica troca de saberes, incluindo os dos usuários e seus familiares, valorização da dimensão subjetiva e social em todas as práticas, diálogo entre profissionais e modos de trabalho em equipe, consolidação de redes e favorecimento do protagonismo dos sujeitos e sua autonomia. Como diretrizes que norteiam o trabalho, a Política Nacional de Humanização não mede esforços para robustecer o acolhimento, entendendo este como uma postura ética e comprometida que implica na escuta qualificada de seus usuários, com base em uma relação de confiança, compromisso e vínculo, sensibilizando-se às necessidades apresentadas ou identificadas.

A humanização, presente em todos os espaços, assegura a revelação das manifestações da questão social que atravessam à saúde mental no plano macrossocial, no geral, envolvendo repercussões das desigualdades sociais, violências, estigmas, exclusão de direitos, privação de seu convívio social e do sistema sócio-ocupacional no mercado de trabalho, dificuldade de inserção nas redes intersetoriais, entre outros.

O assistente social figura na saúde mental com diversos objetivos, entre eles o de contribuir para a efetivação de um atendimento digno e humanizado aos usuários e suas famílias. Na perspectiva do acolhimento e na garantia do acesso aos direitos, se insere atuando em equipes multiprofissionais e junto aos usuários, identificando demandas e necessidades, atuando junto às carências que interferem em seu processo de cuidado, identificando recursos, promovendo autonomia, articulando com a rede de serviços, primando pela intersetorialidade e atuando em suas redes de apoio.

O fazer profissional do assistente social na saúde mental fundamenta-se na articulação das dimensões teórico metodológica, ético-política e técnico-operativa. Com o estabelecimento de parâmetros para atuação de assistentes sociais na saúde, em 2009, pelo Conselho Federal de Serviço Social, as ações dos profissionais são circunscritas ao atendimento direto aos usuários por meio de ações educativas e de articulação com a equipe de saúde; mobilização, participação e controle social; investigação, planejamento e gestão; assessoria, qualificação e formação profissional. Costumeiramente, a ação do assistente social se concentra no plano de atuação direta ao usuário e apresenta, entre alguns desafios impelidos, a exigência de maiores sistematizações por parte da categoria que nem sempre investe em documentação de sua prática. O serviço social é uma profissão que ao longo dos anos se esmera nos registros e avaliação das atividades realizadas por seus profissionais durante o seu afazer, materializado por ações pautadas na utilização dos seus instrumentos de trabalho.

É possível observar a objeção de diversas categorias profissionais no registro de suas atividades. Envolvendo aspectos éticos e de sigilo profissional, torna-se imprescindível que o profissional independente da categoria faça seus registros, pois através dele é possível verificar os procedimentos já realizados, a história apresentada e obter embasamento para futuras intervenções.

No entanto, a sistematização não pode ser entendida somente como o registro ou limitada à organização e planejamento dos elementos envolvidos no cotidiano profissional. A sistematização da prática é a produção de conhecimento que a inserção no processo de trabalho permite produzir, com contribuição de um pensar crítico de forma a socializar o conhecimento produzido. Neste sentido, ainda observa-se uma ínfima quantidade por parte do assistente social da sistematização de sua prática designados para artigos a serem publicizados e debatidos em outros espaços de atuação. Obviamente, tais contornos estabelecidos nos parâmetros para atuação de assistentes sociais na saúde constituem avanços significativos para a categoria, melhor direcionando as ações e fortalecimento da identidade profissional uma vez que o social é um conceito com diversos significados e que ganha contornos distintos a partir das diversas categorias profissionais, devendo o assistente social, a todo instante, reforçar suas atribuições e competências no campo da saúde mental, tendo conhecimento específico de conceber e lidar com as repercussões da questão social.

Dentre outros desafios que o assistente social encontra em seu fazer profissional na saúde mental, é possível destacar alguns como: 1) a dificuldade na execução da intersetorialidade em virtude do preconceito enraizado e que prevalece nos dias atuais. As ações intersetoriais defraudam a endogenia dos setores envolvidos e não somente convocam a ação deles, mas impõe sensibilidade entre as políticas setoriais, atributos nem sempre fáceis de serem alcançados. Tais ações se sustentam na construção de objetos de intervenção comuns entre diferentes setores para um planejamento integrado no enfrentamento das adversidades identificadas, e o que se ressalta na prática são muitos conflitos e disputas políticas entre as áreas e atores, somados à prevalência dos deméritos e aos preconceitos sendo perpetuados, muitas vezes, por aqueles que deveriam ceifar tal pensamento estigmatizado, prejudicando a qualidade do atendimento integral ao usuário; 2) escassez de recursos e políticas públicas, em especial no que tange ao cuidador familiar de pessoas com transtornos mentais que, muitas vezes, abandonam suas vidas, suas redes e seus trabalhos para realização do cuidado de seu ente, e que com frequência, pela sobrecarga nos cuidados e ausência de assistência, são transferidos de um lugar de cuidado para um lugar punitivo em decorrência do impacto causado pelo transtorno mental no convívio familiar, o que reforça que o atendimento realizado pelo profissional é majoritariamente voltado a um público em situações de vulnerabilidades; 3) ausência ou minoritária notificação dos casos de violência por parte da equipe de saúde. A notificação da ocorrência ou suspeita de violência é obrigatória aos profissionais de saúde, sendo um instrumento para vigilância epidemiológica e definição de políticas públicas de prevenção e intervenção, assim como de defesa ao usuário através do informe aos órgãos de proteção. O desafio está no reconhecimento da violência como algo interdisciplinar e não de responsabilidade única do assistente social como também na crença ao usuário com transtorno mental. A sociedade tende a nutrir um sentimento de descrédito à fala de pessoas em sofrimento psíquico, manifestação esta abraçada por muitos profissionais.

Por fim, importa evidenciar que a saúde mental ainda vem padecendo com a banalização de seu real conceito, o que atrapalha no entendimento do transtorno mental e também na busca por tratamento. A atribuição de diagnósticos a si mesmo ou aos outros sem entrevistas e avaliações realizadas por profissionais com formação e experiência para tal, a romantização nas produções cinematográficas de cura de transtornos mentais após uma paixão ou descrédito do sofrimento alheio prejudicam a identificação e a conduta para melhora da população que apresenta sofrimento psíquico, como dos serviços para suporte aos mesmos. O assistente social, profissional que contribui para a construção do conhecimento e atua com diferentes grupos socioeconômicos, que pertencem a diversos espaços e pensam de maneiras distintas, precisa estar atento à compreensão da comunicação com um direito humano, percebendo a relação desta com as expressões da questão social, atuando no sentido educativo de revolucionar consciências, propor novas discussões para às mudanças sociais, buscar novas estratégias de proposição e intervenção, resgatando integralidade, respeito, direitos e coletividade humana, reais sentidos de seu fazer profissional.

REFERÊNCIAS BIBLIOGRÁFICAS

Bisneto JA. Serviço Social e Saúde Mental: uma análise institucional da prática. 2. ed. São Paulo: Cortez; 2009.

Brasil, Ministério da Saúde. Política de humanização do SUS. Brasília-DF; 2013. Disponível em: https://bvsms.saude.gov.br/bvs/publicacoes/politica_nacional_humanizacao_pnh_folheto.pdf.

Brasil, Ministério da Saúde. Portaria GM nº 3088, de 23 de dezembro de 2011. Institui a Rede de Atenção Psicossocial para pessoas com sofrimento ou transtorno mental e com necessidades decorrentes do uso de crack, álcool e outras drogas, no âmbito do Sistema Único de Saúde (SUS). Disponível em: https://bvsms.saude.gov.br/bvs/saudelegis/gm/2011/prt3088_23_12_2011_rep.html.

Brasil, Ministério da Saúde. Portaria nº 399, de 22 de fevereiro de 2006. Divulga o Pacto pela Saúde 2006 – Consolidação do SUS e aprova as Diretrizes Operacionais do Referido Pacto. Disponível em: https://bvsms.saude.gov.br/bvs/saudelegis/gm/2006/prt0399_22_02_2006.html.

Brasil, Presidência da República. Lei nº 10.216, de 6 de abril de 2001. Dispõe sobre a proteção e os direitos das pessoas portadoras de transtornos mentais e redireciona o modelo assistencial em saúde mental. Disponível em: https://www.planalto.gov.br/ccivil_03/leis/leis_2001/l10216.htm.

Constituição da República Federativa do Brasil de 1988. Disponível em: https://www.planalto.gov.br/ccivil_03/constituicao/constituicaocompilado.htm.

Martins VB. Resolução CFESS dispõe em Ementa: O Conselho Federal de Serviço Social, no uso de suas atribuições legais e regimentais, Caracteriza o Assistente Social como profissional da saúde. Disponível em: https://uniesp.edu.br/sites/_biblioteca/revistas/20170608151751.pdf.

Rocha TS. A Saúde Mental como Campo de Intervenção Profissional dos Assistentes Sociais: limites, desafios e possibilidades. Trabalho de Conclusão de Curso, Universidade Federal Fluminense, Rio das Ostras, 2012.

Sacardo DP, Gonçalves CCM. Território: potencialidades na construção de sujeitos. In: Fernandez JCA, Mendes R (Org.). Promoção da saúde e gestão local. São Paulo: Hucitec: Cepedoc, 2007.

Vasconcelos EM. Saúde mental e serviço social: o desafio da subjetividade e da interdisciplinaridade. São Paulo: Cortez; 2000.

A PRÁTICA DO SERVIÇO SOCIAL EM CUIDADOS PALIATIVOS

Ana Paula Menezes Bragança dos Santos

INTRODUÇÃO

No Brasil, a expectativa de vida tem crescido ao longo dos anos. Essa realidade traz consigo alguns desafios, pois viver mais não necessariamente está vinculado a ter qualidade de vida ao envelhecer.

Estudos realizados pela Organização Mundial da Saúde (OMS) apontam para um envelhecimento com mais incapacidade (OPA, 2020), pois em muitos casos, está acompanhado de múltiplas cargas de doenças crônicas.

Apesar de o envelhecimento populacional no Brasil ser um "fenômeno inexorável, o país ainda não desenvolveu políticas públicas sustentáveis para atender às demandas progressivas por cuidados, especialmente de idosos dependentes" (Câmara dos Deputados, 2017, p. 287).

Assim sendo, se faz urgente criar estratégias que visem a qualidade de vida e dignidade de morte para a população idosa.

Diante do cenário apresentado pela OMS, o cuidado paliativo (CP) é um componente fundamental para o atendimento integral da população idosa, pois é uma abordagem de saúde que visa à qualidade de vida do paciente e seus familiares, diante de uma doença que ameace a vida. Esses cuidados são voltados para o alívio dos sintomas, controle da dor, suporte emocional, espiritual, social e psicológico (OMS, 2002).

Dentro dessa perspectiva, faz-se necessária a atuação do Serviço Social para dar suporte no entendimento sobre a realidade social de cada indivíduo no processo do cuidado.

CUIDADOS PALIATIVOS E ENVELHECIMENTO

A filosofia dos cuidados paliativos surge na década de 1960, no Reino Unido, tem como precursora Cicely Saunders, enfermeira, assistente social e médica, que ao lidar com pacientes próximos da morte observou que eles apresentavam diversas dores que iam além de sintomas físicos, e que alcançavam as dimensões sociais, espirituais e psicológicos. A essas quatro dimensões Saunders denominou de "Dor Total". Sendo assim, o cuidado deve ter um olhar multidimensional para as necessidades dos pacientes incluindo seus familiares (Mendes, 2017).

Em 1967, com o objetivo de aliviar o sofrimento humano, Cicely Saunders funda do St. Christopher's Hospice, principal referência mundial de cuidados paliativos, que além de acolher e assistir pacientes e familiares, atua no ensino e na pesquisa clínica orientando profissionais de vários países (Mendes, 2017).

A OMS define os cuidados paliativos como uma abordagem com foco na melhoria da qualidade de vida de pessoas (adultos ou crianças) que enfrentam doenças que limitam a vida. O suporte deve abarcar as dimensões físicas, psicológicas, sociais e espirituais tanto para o paciente quanto para seus familiares, durante todo o curso da doença. Dessa forma, se faz necessário o acompanhamento por uma equipe multidisciplinar (OMS, 2002).

Os cuidados paliativos devem ser ofertados desde o diagnóstico de qualquer doença crônica potencialmente fatal (OMS, 2002). Devendo ser ofertados em qualquer ambiente de cuidados de saúde, incluindo: hospitais; instalações de cuidados de longa permanência; centros de saúde comunitários; e no domicílio dos pacientes.

No Brasil, a Academia Nacional de Cuidados Paliativos realizou um estudo, em 2019, que identificou a existência de apenas 191 serviços de cuidados paliativos, distribuídos de forma desigual, sendo a maioria concentrados nas regiões Sudeste e Sul.

Segundo Mendes e Vasconcellos,

> Os cuidados paliativos hoje são mandatórios na área da saúde. Mediante as transições que a humanidade vem atravessando, especialmente nas últimas décadas, com o prolongamento da vida, esses cuidados passaram a ser impulsionados por normas e incentivos para a sua inclusão nas políticas de saúde. O aumento exponencial de pessoas (crianças e adultos) com doenças crônicas que limitam a vida precisam, ou precisarão, de cuidados especializados capazes de responderem às suas particularidades de incurabilidade e terminalidade (2020, p. 29-30).

Nesse caminho se faz necessária a implementação dos cuidados paliativos como parte da assistência integral à saúde, incluindo atenção à pessoa idosa (Mendes, 2017).

Em 2010, a expectativa de vida ao nascer aumentou 25 anos, correspondendo a 73,4 anos de vida. Esse envelhecimento traz consigo novos desafios, problemas e oportunidades tanto para os governos quanto para a sociedade (Câmara dos Deputados, 2017).

A OMS aponta que as pessoas estão vivendo mais, no entanto com mais incapacidade (OPA, 2020). Ou seja, o perfil epidemiológico da população idosa se desenha por meio da tripla carga de doenças com forte predomínio das condições crônicas, prevalência de elevada mortalidade e morbidade por condições agudas decorrentes de causas externas e agudizações de condições crônicas (OPA, 2020).

Embora, haja o crescimento da longevidade, em média, apenas cinco desses anos adicionais foram vividos com boa saúde (OPA, 2020). Isso significa que a incapacidade está aumentando. E que, em geral, as doenças e condições de saúde que causam mais mortes são também as responsáveis pelo maior número de anos de vida saudáveis perdidos (OPA, 2020).

Em uma comparação entre o ano 2000 e 2019, quase 100 milhões de anos de vida saudáveis adicionais foram perdidos em decorrência de doenças cardíacas, diabetes, acidente vascular cerebral (AVC), câncer de pulmão e doença pulmonar obstrutiva crônica coletivamente (OPAS, s.d.).

Segundo a OMS, embora haja algumas variações das doenças entre países e regiões, as Doenças Crônicas Não Transmissíveis (DCNT) apresentam-se como um problema de saúde pública em todos os lugares. No entanto, a OMS chama a atenção para os países de baixa e média renda, pois todos os anos, 17 milhões de pessoas com menos de 70 anos morrem de DCNTs, sendo que 86% delas vivem em países de baixa e média renda, o que perpassa pela questão de acesso e equidade.

Todos esses achados mostram a necessidade de enfrentar o desafio de envelhecer com qualidade de vida e de morte. E uma das estratégias para superar essa questão é a implementação plena dos cuidados paliativos no sistema de saúde.

ATUAÇÃO DO SERVIÇO SOCIAL EM CUIDADOS PALIATIVOS

Segundo o Conselho Federal de Serviço Social (CFESS, 2023) a segunda maior área de atuação das(os) assistentes sociais é a política de saúde. Ferla refere que essa atuação requer aprendizagens constantes dada a complexidade vivenciada

> [...] aprendizagens que são sempre produções engendradas no encontro das diferentes pessoas [...] com os territórios e nos territórios, num tempo preciso e num contexto específico. Nos territórios vivos é onde as saúdes são produzidas de forma multifatorial e movediça, traduzindo o mais elevado grau de

complexidade e, portanto, requerem aprendizagem ativa e significativa (Ferla, 2023, p.11).

O projeto ético-político-profissional do Serviço Social dispõe instrumentos teóricos-metodológicos para enfrentar a complexidade dos territórios dado os caracteres crítico, sócio político e interventivo que impulsionam analisar a realidade repleta de simplificações e equívocos (Frossard, 2019). No entanto, em cuidados paliativos, a atuação profissional

> [...] requer a aquisição de conhecimentos além dos adquiridos na formação profissional de base. Eles foram legitimados como uma disciplina porque sua essência é transdisciplinar, uma vez que se construíram na busca da unidade de saber. Assim, o campo pressupõe um saber específico, visando à resolução de questões complexas da área em questão e considerando suas dimensões interventivas e as profissões envolvidas (Frossard; Schaeffer; Simões, 2020, n.p.).

A atuação do Serviço Social em cuidados paliativos está em consonância com o previsto pelo CFESS, no documento que referencia a intervenção das profissionais de Serviço Social na área da saúde numa perspectiva socioeducativa e assistencial apontando a garantia dos direitos. Visando como núcleo de cuidado, não apenas o usuário, mas também na sua rede de apoio, pois, diante de uma doença que limita a vida, os impactos nas relações interpessoais dos doentes e familiares necessitam de recursos adicionais para a manutenção da qualidade de vida. O objetivo das assistentes sociais é trabalhar com a experiência total dos usuários dos serviços, incluindo as suas narrativas e redes comunitárias e sociais, atuando nas diversas expressões da questão social, por meio da elaboração, planejamento, execução, implementação e avaliação das políticas. No Quadro 13-1, elencamos algumas atribuições do Serviço Social em cuidados paliativos com base nos parâmetros para a atuação de assistentes sociais na saúde estabelecidos pelo CFESS.

Dado o caráter colaborativo dos cuidados paliativos, há a necessidade de se conhecer habilidades e competências associadas ao trabalho em equipe.

Embora os cuidados paliativos não estejam plenamente estabelecidos no Brasil, segundo Mendes, diversos órgãos internacionais referem que

> [...] a falta de acesso aos cuidados paliativos adequados pode constituir uma violação: ao direito de estar livre da tortura e de tratamentos cruéis, desumanos ou degradantes, ao direito

CAPÍTULO 13 ■ A PRÁTICA DO SERVIÇO SOCIAL EM CUIDADOS PALIATIVOS

Quadro 13-1. Atuação dos Assistentes Sociais em Cuidados Paliativos

INTERVENÇÃO SOCIAL			
Manutenção	**Suporte**	**Providências legais**	**Atuação**
■ Autonomia do paciente ■ Divisão de responsabilidades e tarefas ■ Elaboração de Plano de Cuidados ■ Paciente de centro do cuidado ■ Rede de suporte Social. ■ Vínculos familiares	■ Construção de redes ■ Desospitalização ■ Divisão de responsabilidades e tarefas ■ Encaminhamento a recursos ■ Mediação das relações paciente/família/equipe ■ Reinserção do paciente ■ Restabelecimento de vínculos	■ Óbito em domicílio X óbito no hospital ■ Orientação quanto à tutela/curatela ■ Orientação quanto ao atestado de óbito ■ Orientação quanto ao processo de adoção	■ Ações socioassistenciais, socioeducativas e interdisciplinares ■ Articulação inter e intrassetorial quando necessária ■ Avaliação socioeconômica ■ Encaminhamento a diversos serviços e recursos sociais ■ Entrevistas ■ Escuta e acolhida ■ Orientações legais, burocráticas e de direito; ■ Reconhecer a rede de suporte e de apoio ■ Visita de luto e pós-óbito etc

Fonte: Andrade, 2012; CFESS, 2010

à vida, ao direito à saúde, ao direito à informação e ao direito de não ser discriminado (Mendes, 2017, p. 90).

No Brasil, alguns movimentos em prol de uma política pública que garanta o acesso aos cuidados paliativos têm se desenhado. Recentemente, foi aprovada a Resolução nº 41, de 31 de outubro de 2018, que traça as diretrizes para a organização dos cuidados paliativos no âmbito do Sistema Único de Saúde. Na Câmara dos Deputados, tramita o Projeto de Lei nº 2.460/22 que cria o Programa Nacional de Cuidados Paliativos. Há ainda a mobilização nacional da sociedade civil (profissionais, estudantes, simpatizantes, gestores, usuários do serviço de saúde) por meio do movimento social denominado Frente PaliAtivistas que tem como objetivo somar apoio e ações em defesa da criação de uma política pública de cuidados paliativos no Brasil, com financiamento próprio. Cabe salientar que alguns estados e municípios já contam com uma legislação, no entanto, no mundo da prática, poucas mudanças ocorreram.

Sendo os cuidados paliativos um direito humano e a falta do acesso a ele uma violação, a atuação do Serviço Social em cuidados paliativos está em consonância com seu princípio ético de defesa intransigente dos direitos humanos; posicionamento em favor da equidade e justiça social, que assegure a universalidade de acesso aos bens e serviços relativos aos programas e políticas sociais, bem como sua gestão democrática.

> Enfim, não existem fórmulas prontas na construção de um projeto democrático e a sua defesa não deve ser exclusiva apenas de uma categoria profissional. Por outro lado, não se pode ficar acuado frente aos obstáculos que se apresentam na atualidade e nem desconsiderar que há um conjunto de atividades e alternativas a serem desenvolvidas pelos profissionais de Serviço Social (Conselho Federal de Serviço Social, 2010, p.31).

É de suma importância a atuação do Serviço Social em cuidados paliativos e suas atribuições e competências devem ser norteadas pelo Código de Ética Profissional e pela Lei de Regulamentação da Profissão, que devem ser observados e respeitados, tanto pelos profissionais quanto pelas instituições empregadoras.

Lidar com as diversas fases da vida e com as diversas expressões da questão social requer um olhar e conhecimentos abrangentes da realidade. Exige da(o) assistente social uma postura reflexiva ligada ao confronto com aquilo que já está posto, demandando uma *expertise* crítica, criativa e propositiva que assegure o protagonismo dos sujeitos.

CONSIDERAÇÕES FINAIS

Foi realizado um recorte para a abordagem dos cuidados paliativos para a população idosa, pois é o escopo desta obra. Entretanto, cabe ressaltar que os cuidados paliativos abarcam todas as faixas etárias e devem ser ofertados a todos que dele necessitem, "não deixando ninguém para trás".

O cuidado paliativo é uma abordagem que deve ser ofertada o mais precocemente possível, primando a qualidade de vida dos pacientes e de suas famílias que enfrentam uma jornada do curso de doenças com risco de vida e graves sofrimentos relacionados com a saúde, ou seja, não se restringindo aos cuidados no final da vida.

Em se tratando da aplicação dos princípios dos cuidados paliativos na prática do Serviço Social, quanto mais tardio o encaminhamento, mais complexa a atuação e muitas vezes requer da(o) profissional criatividade para a defesa da garantia desse direito humano diante de tantas camadas da expressão social que os pacientes/familiares estão expostos.

Na esteira dos cuidados paliativos ideal precisamos alçar voos que apontem para uma política nacional que vise a diversidade do país; comunidades empoderadas; acesso à cesta de medicamentos essenciais; incentivo à pesquisa; e educação permanente em saúde na perspectiva dos cuidados paliativos.

Entender que o perfil demográfico está mudando a passos largos e que estamos atrasados para acolher a população idosa com dignidade de vida e, quiçá de morte reforça a necessidade de um empenho de toda a sociedade para a efetivação dos cuidados paliativos.

REFERÊNCIAS BIBLIOGRÁFICAS

Andrade L. O papel do assistente social na equipe. In: Carvalho RT, Parsons HA (Org.) Manual de Cuidados Paliativos. São Paulo: Academia Nacional de Cuidados Paliativos (ANCP), 2012. p. 341-345.

Câmara dos Deputados. Brasil 2050: desafios de uma nação que envelhece. Brasília: Edições Câmara, 2017. Disponível em: http://www2.camara.leg.br/a-camara/estruturaadm/altosestudos/pdf/brasil-2050-os-desafios-de-uma-nacao-que-envelhece/view

Conselho Federal de Serviço Social (CFESS). Caminhos das residências em saúde: desafios na pandemia e imperativos de uma agenda de mobilização. Brasília: CFESS, 2023.

Conselho Federal de Serviço Social (CFESS). Parâmetros para a Atuação de Assistentes Sociais na Saúde. Brasília: CFESS, 2010.

Ferla AA. Prefácio In: Caminhos das residências em saúde: desafios na pandemia e imperativos de uma agenda de mobilização. Brasília: CFESS, 2023.

Frossard AGS, Schaeffer M, Simões AG. Competências do serviço social em cuidados paliativos: notas preliminares. Zeppelini Publishers, 2020.

Mendes EC, Vasconcellos LCF. Cuidados Paliativos: uma questão de direitos humanos. In: Cuidados Paliativos: Uma Questão de Direitos Humanos, Saúde e Cidadania. Curitiba: Appris, 2021.

Mendes EC. Cuidados Paliativos e Câncer: uma questão de direitos humanos, saúde e cidadania. 2017. 226f. [Tese de Doutorado] Escola Nacional de Saúde Pública, Fundação Oswaldo Cruz, Rio de Janeiro.

Organização Mundial da Saúde (OMS). National cancer control programmes: policies and managerial guidelines. OMS, 2nd ed. Genebra: 2002.

Organização Pan-Americana da Saúde (OPAS). OMS revela principais causas de morte e incapacidade em todo o mundo entre 2000 e 2019. Disponível em: https://www.paho.org/pt/noticias/9-12-2020-oms-revela-principais-causas-morte-e-incapacidade-em-todo-mundo-entre-2000-e

A PRÁTICA DO SERVIÇO SOCIAL NO PROCESSO DE DESOSPITALIZAÇÃO – PLANO DE ALTA RESPONSÁVEL E TRANSIÇÃO DO CUIDADO

CAPÍTULO 14

Leonor Maria da Silva Gomes

O presente capítulo tem como objetivo conceituar a desospitalização nas suas nuances e possibilidades de atuação, principalmente para os assistentes sociais que atuam em equipes multiprofissionais de saúde, apresentando conteúdo que contribua para a melhoria das práticas assistenciais, na gestão do cuidado e no planejamento de ações que envolvam processos de desospitalização, alta responsável e transição do cuidado seguras em serviços de saúde.

Para iniciar, torna-se necessário descrever os termos alta hospitalar, alta social, alta responsável, desospitalização e transição do cuidado, encontrados nas legislações, normativas e artigos científicos e que serão abordados neste trabalho.

A alta hospitalar é compreendida como o momento que o paciente está em condições clínicas para receber alta e continuar seus cuidados de saúde fora do hospital, já a alta social está atrelada à avaliação das necessidades biopsicossociais dos pacientes para a liberação e a saída do hospital no momento da alta hospitalar (Seibert *et al.*, 2019).

A alta responsável, conforme a Política Nacional de Atenção Hospitalar (PNHOSP) é entendida como transferência do cuidado a ser realizada por meio de orientação aos pacientes e familiares quanto à continuidade do tratamento pós-alta hospitalar, articulação com os demais pontos de atenção da Rede de Atenção à Saúde (RAS) para continuidade do cuidado e implantação de mecanismos de desospitalização, visando alternativas às práticas hospitalares (Gomes, 2021). Tanto a alta hospitalar, a alta social e a alta responsável estão interligadas e são parte de processos de desospitalização. A desospitalização, segundo Olario (2019) *"são ações e decisões complexas que devem ter início no período de internação e perdurar até a continuidade de atendimento no domicílio, com a participação da equipe hospitalar, domiciliar, familiar e outros que se façam necessários na transição do cuidado"* (Olario, 2019).

Ao longo do tempo houve mudança de paradigma em relação a desospitalização como mera desinstitucionalização de pacientes, a desospitalização passa a ser entendida como *"o tempo todo, em todos os espaços, áreas de atuação e processos de trabalho. O conceito e a prática da desospitalização têm de estar presentes no processo do cuidar, na gestão, na educação em saúde, envolvendo o cuidado integral, a gestão de leitos, o planejamento para a alta, a humanização e o protagonismo do paciente"* (Brasil, 2020).

Em relação a transição do cuidado esta é entendida como ações planejadas para garantir a coordenação segura e a continuidade do cuidado quando pacientes passam por uma mudança em sua situação de saúde ou precisam ser transferidos de uma localização a outra no mesmo serviço, ou mesmo entre diferentes níveis do cuidado à saúde, ou seja, é um dos domínios relacionados com os princípios da integração dos sistemas de saúde (Lima et al., 2018).

A IMPORTÂNCIA DE IMPLEMENTAR PLANOS DE ALTA RESPONSÁVEL PARA PACIENTES IDOSOS NOS PROCESSOS DE DESOSPITALIZAÇÃO

O Brasil está passando pelo envelhecimento demográfico mais rápido do mundo, uma tendência que se acelerará durante o século XXI (Lima-Costa, 2018; Gomes, 2021). As estimativas são que em 2050 o número de idoso se aproxime de 50 milhões ou 20% da população total (OPAS, 2009).

É preciso compreender a velhice na sua complexidade e múltiplas determinações, o aumento da população idosa gera uma série de transformações importantes na sociedade brasileira, relacionadas com o setor econômico, o mercado de trabalho, os sistemas e serviços de saúde e das relações familiares.

O desafio é atender as demandas desse segmento, buscando melhorar a saúde dos idosos de forma integral, equitativa, com garantia de acesso e uso efetivo dos serviços e programas de saúde, considerando que o idoso é o público que, comparado com outras faixas etárias, mais utiliza os serviços de saúde, com internações hospitalares e tempo maior de ocupação do leito, fato "decorrente do padrão das doenças dos idosos, que são crônicas e múltiplas, e exigem acompanhamento constante, cuidados permanentes, medicação contínua e exames periódicos" (Veras & Oliveira, 2018).

Considerando ainda que os idosos apresentam necessidade de uma rede de saúde integral e integrada, outro desafio para a saúde pública está relacionado com os serviços de saúde hospitalares, esses ainda pautados no modelo hospitalocêntrico, médico assistencial e curativista, com um cuidar fragmentado, atuando de forma isolada, sem comunicação com as Redes de Atenção à Saúde (RAS), ou seja, a atenção primária à saúde não se comunica fluidamente com a atenção secundária e esses dois também não se comunicam com a atenção terciária e com sistemas de apoio (Gomes, 2021).

Na prática intra-hospitalar, a integralidade do cuidado apresenta uma dinâmica complexa, pois necessita de uma gestão assistencial para coordenação do trabalho multiprofissional em equipe, com ações articuladas e arranjos institucionais que envolvam os diversos atores que atuam nos serviços (Gomes, 2021). É preciso promover processos de cuidado centrados no paciente e pautados na integralidade.

Nesse contexto, e pensando na contribuição para a melhoria da assistência prestada ao paciente idoso portador de doença crônica nos processos de desospitalização e transição do cuidado para outros pontos de cuidado na RAS, emerge a questão norteadora deste capítulo que é discutir estratégias e ferramentas, tais como: plano de alta responsável elaborado de forma integrada; plano de cuidados que envolvam todos os atores envolvidos no processo (paciente, profissionais de saúde, familiares e cuidadores) e, uso de ferramentas e protocolos que auxiliem a comunicação entre os profissionais de saúde do hospital e outros pontos das RAS.

As unidades de saúde hospitalares têm a responsabilidade de prestarem cuidado que inclua o planejamento para alta responsável de modo a prevenir a ocorrência de eventos adversos durante e após períodos de internação. É preciso investir no cuidado centrado na pessoa, na assistência ao paciente, em especial o idoso, considerando sua trajetória de tratamento e histórico de saúde ao longo dos anos. É preciso entender que a responsabilidade do cuidar não se concentra unicamente nos hospitais, mas nos diversos pontos de atenção à saúde (Gomes, 2021).

Pensando no processo de desospitalização, segundo Olario (2019), os pontos relevantes para a implementação de plano de alta hospitalar em unidades hospitalares são: a necessidade de articulações internas e externas, com vistas a otimizar o processo de trabalho da desospitalização; a construção de um cuidado pautado no humano e nas incertezas identificadas pela equipe multiprofissional, desde a internação até a transição do cuidado para o domicílio ou outro ponto das RAS; a necessidade de capacitação profissional e melhor comunicação interequipes e serviços com informações mais uniformes em toda RAS, com vistas a melhorar o itinerário terapêutico e a otimização do atendimento (Olario, 2019).

A desospitalização traz mudanças no entendimento sobre desospitalizar, estabelecendo uma ponte que liga a assistência humanizada e a gestão hospitalar, capaz de garantir a integralidade do cuidado, oportunizar o aumento da rotatividade de leitos, contribuir para a diminuição dos riscos de infecções hospitalares, da ocorrência de eventos adversos e dos custos hospitalares provenientes das longas internações. É um mecanismo de gestão do cuidado na concepção da integralidade da assistência, com foco no bem-estar físico, social, emocional e espiritual dos usuários, considerando os determinantes sociais da saúde (Brasil, 2020).

Na desospitalização, o atendimento inicial ao usuário pode se dar por três pontos de assistência e tratamento conforme o perfil da unidade hospitalar: emergência, ambulatório e clínica de internação. Assim, o plano de cuidado e de alta responsável devem considerar a assistência realizada nas etapas de pré-internação, internação e o pós-alta.

ATUAÇÃO DO ASSISTENTE SOCIAL NA DESOSPITALIZAÇÃO DE PACIENTES IDOSOS COM DOENÇAS CRÔNICAS

O cuidado de pacientes idosos com doenças crônicas dá-se de forma integral. É primordial pensar uma assistência a ser viabilizada considerando o conjunto de necessidades e riscos do paciente (Gomes, 2021).

O modelo de linha de cuidado para a pessoa idosa precisa ser centrado na pessoa, devendo ser gerenciado desde a entrada no sistema de saúde, com acompanhamento constante. Desta forma, uma pessoa idosa que seja atendida na atenção primária à saúde (APS) que dê entrada num serviço de pronto atendimento, ou que seja internada para procedimento médico clínico ou cirúrgico deve ser avaliada com relação aos seus contextos de moradia, de apoio familiar, social e econômico, bem como suas condições físicas, mentais e funcionais de forma a permitir a identificação de fatores de risco e vulnerabilidades, possibilitando intervenções mais apropriadas e efetivas, a serem construídas em conjunto com o paciente, seus familiares, cuidadores e equipe de saúde (Gomes, 2021).

Moraes (2012), coloca que o plano de cuidados é:

> "A estratégia utilizada para a organização do cuidado, onde se define claramente quais são os problemas de saúde do paciente (O QUE?), as intervenções mais apropriadas para a melhoria da sua saúde (COMO?), as justificativas para as mudanças (POR QUÊ?), quais profissionais (QUEM?) e equipamentos de saúde (ONDE?) necessários para a implementação das intervenções" (Moraes, 2012).

Pontua ainda que a atenção à saúde dos idosos mais frágeis deve ser associada a quatro condições essenciais, que superam o simples diagnóstico e tratamento das doenças, são elas: avaliação multidimensional ou abrangente, capaz de reconhecer todas as demandas biopsicossociais do paciente, seus valores, crenças, sentimentos e preferências para o cuidado; elaboração, implementação e monitoramento do plano de cuidados, composto por todas as intervenções preventivas, curativas, paliativas e reabilitadoras, definidas de forma compartilhada; comunicação e coordenação com todos os profissionais e serviços necessários para implementação do plano de cuidados (linha do cuidado ou macrogestão da clínica), com ênfase no cuidado transicional; promoção do engajamento ativo do paciente e sua família no cuidado com sua saúde (Moraes, 2012).

Durante a internação, pacientes idosos identificados com risco de vulnerabilidade ou frágeis devem ser direcionados ao acompanhamento multidisciplinar, com plano de cuidado individual estabelecido, serem acompanhados por equipe de desospitalização e ter protocolo de alta facilitada para continuidade do cuidado após alta hospitalar.

Seguindo tais orientações, planos de alta responsável voltados a pacientes idosos com doenças crônicas, permitem estabelecer planejamento de ações e estratégias assistenciais nos processos de desospitalização realizados durante a internação, alta e após alta hospitalar desses pacientes. Os planos devem conter a avaliação de risco do idoso hospitalizado, a abordagem multiprofissional e interdisciplinar, as etapas do plano integrado e coordenado de cuidados durante internação com vistas aos processos de desospitalização e, a orientação aos familiares e cuidadores (Brasil, 2020).

A atuação do Serviço Social nos processos de desospitalização e nas equipes multiprofissionais que compõem serviços/comissões de desospitalização é de grande relevância, pois o assistente social atua na questão social das famílias, um dos fatores determinantes no planejamento para alta, para que essa ocorra de forma segura, planejada e sistematizada. Por isso, o assistente social deve participar ativamente das deliberações em equipe multidisciplinar assistencial, com discussão de casos, identificando pacientes com riscos potenciais para internações (Brasil, 2020).

Faz parte do fazer profissional do assistente social esclarecer e orientar a família sobre a importância e a necessidade da alta hospitalar segura, comprometida com a manutenção dos cuidados dentro do domicílio, buscar articulação com a rede de apoio social e familiar, e com outros pontos de cuidado, em especial a APS. Ao assistente social cabe também realizar busca ativa do paciente com longa permanência de internação nas enfermarias e emergência, iniciando a discussão de caso, acompanhamento e monitoramento junto com a equipe intra-hospitalar, contribuindo, com o melhor plano de cuidados e plano de alta responsável para transição segura do cuidado.

Vale destacar que em relação a alta hospitalar é comum vermos a decisão ainda ser predominantemente médica desatrelada da alta social e, o ideal é que esses se fossem concomitantes, pois *"é necessário que a situação social do paciente seja desvendada e considerada para o planejamento da alta hospitalar, pois, de nada adianta estar em condições clínicas estáveis se, por exemplo, o mesmo não apresentar condições de moradia salubre e adequada para reabilitação após a saída da instituição"* (Seibert et al., 2019).

É preciso compreender que o assistente social possui papel fundamental no planejamento para alta responsável, pois é o profissional que estabelece interlocução com o território, o cotidiano que o usuário está inserido, tem o compromisso de democratizar, esclarecer, respeitar e informar o paciente assistido, garantindo e defendendo os seus direitos e sua cidadania.

Destaca-se ainda que, a alta social é responsabilidade, a alta social é responsabilidade de toda a equipe, não somente do assistente social, porque é preciso considerar o usuário, o paciente como sujeito de direitos e como "problema social e/ou institucional" (Vasconcelos, 2015, p. 532).

Em referência aos processos de desospitalização desenvolvidos nas etapas de pré-internação, internação e pós-alta, os planos de cuidado e de alta responsável os profissionais de saúde devem considerar as seguintes ações nas etapas descritas:

1. Na pré-internação – considerar a importância do acolhimento, preferencialmente, por equipe multiprofissional que deverá oferecer ao usuário uma escuta interessada e humanizada, informar sobre a rotina hospitalar, direitos e deveres do paciente e familiares; verificar e registrar o histórico de tratamento saúde-doença do paciente (acompanhamentos médicos e terapêuticos, medicamentos, exames) realizados em outros pontos da RAS; perguntar ao paciente o contato da Unidade Básica de Saúde (UBS), equipe de Estratégia de Saúde da Família (ESF), clínica ou consultório médico e demais profissionais de saúde que o acompanham para registro na ficha de acompanhamento e no prontuário, para contato caso necessário; realizar identificação de risco de fragilidade e vulnerabilidade no paciente idoso que possam dificultar o processo de internação, alta e continuidade do cuidado após alta.
2. Na etapa da internação – é importante que o paciente identificado com risco de vulnerabilidade tenha um plano de cuidados multiprofissional elaborado com vistas a alta responsável e continuidade do cuidado após alta; acionar a equipe de desospitalização do hospital para participarem do plano de cuidado e assessorarem as demais equipes de saúde das clínicas; as equipes devem realizar ronda multidisciplinar ou *huddle* (reuniões rápidas) no qual os profissionais de áreas diferentes se reúnam periodicamente para discussão dos casos dos paciente; identificar as necessidades colocadas pelo paciente e seus familiares, desenvolver de forma consensual as prioridades a serem trabalhadas pela equipe, coordenar o plano de cuidados nos pontos de interface entre as equipes e planejar a alta identificando barreiras e propondo estratégias de transição do cuidado; articular com o Núcleo Interno de Regulação (NIR) para que os processos administrativos que envolvem a alta do paciente sejam organizados e eficientes.
3. No pós-alta – as principais estratégias identificadas para efetivação de uma transição segura do hospital para outros pontos de cuidado são: a educação de pacientes, familiares e cuidadores; estabelecimento de planos terapêuticos construídos por equipe multidisciplinar que visem atender aos problemas biopsicossociais de pacientes; o ambulatório especializado de egressos que permita um acompanhamento e transição até a (re)inserção do paciente na APS; o uso do serviço de atenção domiciliar; e a articulação prévia com as equipes de atenção básica da APS (Brasil; 2020).

REFERÊNCIAS BIBLIOGRÁFICAS

Brasil. Ministério da Saúde. Desospitalização: reflexões para o cuidado em saúde e atuação multiprofissional [recurso eletrônico] / Ministério da Saúde, Secretaria Executiva, Superintendência Estadual do Ministério da Saúde no Rio de Janeiro. Brasília: Ministério da Saúde, 2020. 170 p. : il. P. 90. Disponível em: https://bvsms.saude.gov.br/bvs/publicacoes/desospitalizacao_reflexoes_cuidado_atuacao_multiprofissional.pdf Acesso em: 20 de julho de 2023.

Gomes LMS, Gomes AMS, de Paula DG et al. Construção do DesHospitaliza - Plano de alta responsável de idosos com doenças crônicas. Investigação, Sociedade e Desenvolvimento 2021;10(2):e26510212429.

Lima MADS, Magalhães AMM, Oelke ND et al. Estratégias de transição de cuidados nos países latino-americanos: uma revisão integrativa. Rev Gaúcha Enferm 2018;39:e20180119.

Lima-Costa MF. Envelhecimento e Saúde Pública. Revista de Saúde Pública 2018;52 Supl 2:2s.

Moraes EN. Atenção a saúde do Idoso: Aspectos Conceituais. Brasília: Organização Pan-Americana da Saúde, 2012. Disponível em: https://bibliodigital.unijui.edu.br:8443/xmlui/bitstream/handle/123456789/5574/aten%C3%A7%C3%A3o%20a%20saude%20do%20idoso.pdf?sequence=1 Acesso em: 20 de julho de 2023.

Olario PS. Desospitalização em cuidados paliativos oncológicos: reconfiguração da gestão do cuidado para a atuação multiprofissional. Tese de Doutorado em Enfermagem. Orientadora: Marléa Chagas Moreira. Rio de Janeiro: UFRJ/EEAN, 2019. p. 161.

OPAS - Organização Pan-Americana da Saúde. Rede Interagencial de Informações para Saúde. Demografia e saúde: contribuição para análise de situação e tendências. Brasília: Ministério da Saúde, 2009.

Seibert D, Mangini FRN, Kocourek S. Alta Social como Dispositivo de Proteção Integral na Saúde: Contribuições do Serviço Social. Barbarói 2019;1(53):272-290.

Vasconcelos AM. A/O Assistente Social na Luta de Classes – Projeto profissional e mediações teórico-práticas. 1. ed. São Paulo: Cortez, 2015.

Veras RP, Oliveira M. Envelhecer no Brasil: a construção de um modelo de cuidado. Ciência & Saúde Coletiva 2018;23(6):1929–1936.

A ATUAÇÃO DO ASSISTENTE SOCIAL EM INSTITUIÇÕES DE LONGA PERMANÊNCIA PARA IDOSOS (ILPI)

Thaís Teixeira Carvalho

É pouco comum a formação de bacharelado em Serviço Social conseguir abordar com profundidade sobre esse tema, visto que a pauta da pessoa idosa, na maioria das grades curriculares, não toma grande espaço da formação dos profissionais. Além disso, é possível perceber a escassez de materiais acadêmicos publicados por assistentes sociais na área de atendimento à população idosa, sendo ainda a atuação dentro de Instituições de Longa Permanência para Idosos (ILPI's) um nicho ainda mais restrito.

Sendo assim, a importância de abordar sobre esse tema é garantir que os profissionais que já atuam ou que pretendem atuar na área possam obter maior aporte teórico, garantir uma atuação assertiva e sem equívocos, o que oferece melhor atendimento para a pessoa idosa e garante maior qualidade no serviço prestado pelos profissionais.

Neste capítulo iremos discorrer sobre as principais competências do assistente social neste serviço, sobre papéis que não são cabíveis ao profissional de serviço social e sobre os malefícios de se praticar tais ações e dar algumas sugestões de condutas instrumentais a serem tomadas, além de algumas recomendações de leituras de base e de atividades.

INSTITUIÇÃO DE LONGA PERMANÊNCIA PARA IDOSOS: UM ESPAÇO DE CUIDADO

Hoje a ILPI é um espaço de cuidado muito usado pelos familiares, visto que as condições financeiras e a dinâmica familiar são diferentes; sendo assim, com todos os membros familiares envolvidos em diversos tipos de atividades profissionais, não sobra espaço para a execução do cuidado informal familiar, cargo esse que antes era ocupado pelas mulheres das famílias. Desta forma nasce a necessidade do cuidado ser terceirizado (Pereira, 2019).

Apesar disso, devemos ter em mente que a terceirização do cuidado implica várias questões: mudança na articulação das relações sociais da pessoa idosa; alteração dos espaços privativos de sua casa para um espaço coletivo; implementação de normas e horários para realizar atividades básicas (tomar banho, realizar as refeições, realizar atividades). Nem todas as famílias possuem uma condição financeira para escolher uma instituição em que podem fazer uso de tecnologias para acompanhar a pessoa idosa durante o seu cotidiano, ou seja, precisam realizar a escolha de uma instituição da qual possam confiar que os cuidados estão sendo bem prestados, visto que a constatação desse fato será feito por meio das visitas na instituição e contatos com a pessoa idosa no cotidiano, uma vez que nessas poucas visitas é raro conseguir perceber o quanto o trabalho muitas vezes é "cronometrado, fragmentado e sistemático" (Damaceno et al., 2019, p. 8).

Dentro de uma ILPI a organização do serviço é feita de acordo com procedimentos padrões técnicos, o número de funcionários para realizar o cuidado direto não é proporcional ao número de pessoas idosas que residem no espaço, pois as normas estipuladas pela Agência Nacional de Vigilância Sanitária (ANVISA) estipulam um mínimo muito abaixo do que é esperado para um atendimento cuidadoso, de forma que o tempo precisa ser administrado com ações em massa. Por exemplo, não é possível que um grupo de pessoas tome café mais cedo e outro só mais perto da hora do almoço, nem que alguns tomem banho pela manhã, enquanto outros preferem tomar banho no início da tarde. Os procedimentos precisam ser padronizados e realizados de forma cronometrada, como bem aponta Damaceno *et al.*, essa rotina torna o trabalho sistemático, pois o profissional de cuidado direto passa a não perceber mais as pessoas que estão ali recebendo o cuidado, mas apenas enxerga o procedimento a ser finalizado.

Em uma obra escrita de forma pessoal, Hendrik Goen (2016) escreve sobre sua vivência de ter se inserido em um residencial de pessoas idosas, na Holanda, de forma espontânea. A experiência relatada é uma narrativa em primeira pessoa, diante da construção de um diário em que ele usou um pseudônimo para seu nome verdadeiro, de seus colegas e da instituição onde vive, a fim de preservar a privacidade de todos os envolvidos. Seu relato é minucioso no que diz respeito à falta de paciência dos residentes para esperar o café da manhã, como se o atraso da refeição sair fosse fazer com que eles se atrasassem para algum compromisso, mas, na verdade, nada mais é do que a ansiedade por uma das poucas coisas que aquelas pessoas têm para esperar o dia todo, porque após o café da manhã eles vão passar a esperar o almoço, e depois do almoço, esperar alguma atividade da tarde, e por aí se segue a rotina.

Esse é o espaço que o assistente social irá atuar; independente da natureza da instituição seja ela privada, pública ou sem fins lucrativos, todas possuem desafios na área do cuidado que exigem a atenção e o olhar atento de um profissional da área, por isso discorreremos sobre o papel do profissional e suas atribuições dentro deste espaço.

O PAPEL DO ASSISTENTE SOCIAL

O serviço social tem como foco o trabalho de transformação das expressões da questão social, seja através do trabalho articulado em rede com serviços, seja com a criação e a implementação de políticas públicas, mas também é capacitado para atuar em espaços micros, como é o caso de um residencial de idosos, um espaço mais singular com um atendimento mais focalizado no indivíduo e nas suas relações sociais dentro do serviço, junto da sua família e da comunidade que o cerca.

A profissão está inserida em um cenário de uma nova conjuntura familiar, onde a pessoa idosa passa a ocupar um novo espaço, independente da sua condição financeira, visto que dos mais vulneráveis aos mais privilegiados, aqui iremos analisar todos em uma mesma posição: a de residentes de um espaço institucional e as implicações nesses espaços. Devemos ter algumas ressalvas para destacar que a intenção da análise não é a generalização; existem espaços com maiores e menores condições, porém, levando em conta as normas padronizadas em nível nacional, há uma proximidade das realidades das instituições, conforme apontou Damaceno *et al.* em relação aos desafios dos cuidados, sendo esse o ponto de partida a ser trabalhado aqui.

A base norteadora da profissão dentro deste espaço é a Tipificação Nacional dos Serviços Socioassistenciais (2009), em que prevê o trabalho social composto por: realização de atendimento social, encaminhamentos necessários, articulação em rede, orientações em geral, além de realização de atividades de convívio como passeios, eventos e atividades de socialização. Outra legislação fundamental é a Lei de Regulamentação da Profissão – Lei nº 8.662/93, que também é capaz de oferecer todo o suporte necessário para compreender as funções, atribuições e deveres do assistente social enquanto profissional técnico.

De acordo com Silva e Honorato (2022), as atribuições do assistente social vão desde a articulação de políticas públicas, a fim de garantir que a pessoa idosa possa acessar os serviços necessários (saúde, educação, lazer, convivência comunitária etc.) e de articular seus direitos dentro e fora da instituição, a fim de garantir o convívio familiar, comunitário, bom acolhimento e tratamento dentro do serviço, o que Torres (2020) aponta, mais especificamente, para as competências que devem ser desenvolvidas, sendo elas: analíticas, articuladora e executiva, com caráter intersetorial.

Sendo assim, o papel do assistente social dentro da ILPI é o de garantir que a permanência da pessoa idosa seja com acolhimento, escuta, com muito cuidado e com a participação das pessoas envolvidas na sua vida: familiares, amigos e comunidade. Além disso, esse é um espaço de oportunidades, onde, diante de uma análise crítica, o assistente social é capaz de compreender necessidades que o indivíduo possua em acessar serviços e espaços que ele próprio não tinha conhecimento de tal necessidade.

OS DESAFIOS DA ATUAÇÃO PROFISSIONAL EM ILPI

Apesar dessas leis regulamentadoras, diante da alta demanda de trabalho e da falta de recursos financeiros para contratar profissionais capacitados, a realidade se apresenta de outra forma. Gomes (2013) aponta para uma realidade diferente da profissão idealizada, onde a pesquisa é realizada em uma instituição sem fins lucrativos, em que apresenta os relatos da profissional da área que acaba por atuar com outras demandas para além das que são da sua competência profissional.

Nos últimos dois anos em que demos início ao percurso de realização das mentorias profissionais, também encontramos um perfil como este. As profissionais relataram a falta de suporte da instituição para contratar profissionais especializados em determinados atendimentos, como no caso de uma assessoria jurídica, de forma que solicitavam ao assistente social essa função para realização de contratos de prestação de serviços. Além de solicitar apoio psicossocial sem o acompanhamento de um profissional de psicologia, atividades de estimulação cognitiva sem o acompanhamento de um profissional habilitado para tal, funções que uma gestão sem o devido conhecimento de base sobre o envelhecimento e áreas de especificidade exigem de um assistente social, pois considera esse profissional "flexível".

Infelizmente, como no relato apresentado por Gomes, muitos profissionais realizam essas atividades mesmo sem o devido conhecimento para tanto, visto que essa não é uma prática apenas solicitada, mas muitas vezes imposta. Devemos sempre lembrar que o assistente social é um profissional inserido nas relações de trabalho e exerce uma força contrária à própria natureza de trabalho, quando se insere em uma posição desfavorável de relações de trabalho com os seus gestores, pois passa a não conseguir representar os seus próprios interesses sem colocar em causa a função que executa (Iamamoto, 2021).

Apesar destes desafios que são pertinentes, devemos levantar a discussão sobre a ética profissional que nos norteia: nada que fere a nossa ética profissional deve ser tolerado. Não é compreensível ferir a ética profissional para poder exercer a atuação profissional, visto que essa é uma conduta contraditória e sem sentido, pois quando se fere a ética profissional, não mais se atua de forma correta, então, não surte mais o devido efeito em realizar a atuação a não ser alimentar uma conduta discrepante de uma instituição sem compromisso com a qualidade do serviço prestado.

Em 2018 o Brasil passou por um difícil período de eleições, e o período de 2018 a 2022 representou um retrocesso na longa caminhada dos direitos humanos no país e as redes sociais levantaram uma bandeira de luta por esses direitos com a famosa frase "se fere a minha existência, eu sou resistência". Essa frase tem um peso muito importante e gostaria de trazê-la para reflexão da atuação do assistente social dentro desses espaços que exigem que o profissional deixe o código de ética profissional de lado para assumir condutas sem sentido na atuação.

Não é compreensível optar por ferir o código de ética no lugar de tentar transformar seu espaço de trabalho e se for o caso, buscar outro espaço que faça mais sentido. O famoso autor Zygmunt Bauman já nos aponta, há quase 20 anos, sobre a dissipação de valores, onde tudo se torna mutável, rotativo e sem efeito com muita rapidez. Devemos estar atentos para essa liquidez da ética profissional, pois Iamamoto aponta que nossa prática deve possuir

> "[...] a indissociável articulação entre conhecimento e história, entre teoria e realidade (prática social), em que o método — não se reduzindo a pautas de procedimentos para o conhecer e/ou o agir — expressa-se na lógica que organiza o processo mesmo do conhecimento." (Iamamoto, 2021, p. 26.)

O desafio do assistente social dentro desses espaços é mobilizar a instituição para que possa obter esses funcionários no quadro de funcionários, não realizar a atuação no lugar deles, pois essa, além de não ser uma função do seu compete profissional, também é uma ação que fere o código de ética, não sendo efetiva de nenhuma forma nem para o bem das pessoas idosas que deixam de ser atendidas pelos profissionais competentes, nem para o profissional que coloca em risco seu exercício profissional.

O SERVIÇO SOCIAL EM ILPI PARA ALÉM DO QUE JÁ SABEMOS

Finalizamos este capítulo com um novo horizonte para a prática profissional, pois nossa profissão tem uma competência mais ampla do que a literatura já abordou até aqui. Precisamos estar cientes da necessidade de produzir mais conteúdos, realizar mais pesquisas acadêmicas, ocupar mais espaços de discussão para que a prática do serviço social dentro da ILPI seja desmistificada e realizada de forma mais assertiva, e também muito mais original e ao alcance do que os usuários do nosso serviço merecem.

O assistente social deve ocupar um espaço dentro da ILPI de participação das atividades da gestão dos cuidadores, através de cursos de formação em políticas públicas para os cuidadores, a fim de que os cuidadores sejam capazes de compreender que a prestação de serviço ao idoso não é um favor, mas um dever, além de formações de base sobre a necessidade do combate aos estereótipos do envelhecimento, o que deve ter início na própria equipe dentro da instituição e outras formações com foco em pautas sociais pertinentes ao envelhecimento.

Outra importante ação que deve ser mais explorada pelos profissionais da área é a busca por parcerias, principalmente com profissionais da área de captação de recursos, visto que essa é uma boa forma de encontrar novos caminhos de captar recursos de empresas capazes de gerar uma troca benéfica com foco na responsabilidade social. Tais parcerias podem ser expandidas das formas mais originais possíveis: parceria com instituições religiosas de diferentes segmentos para realizar encontros inter-religiosos e combater o estereótipo de algumas religiões, principalmente as de matrizes africanas, parceria com escolas para proporcionar eventos intergeracionais entre crianças, jovens e idosos, até mesmo parceria com outras ILPIs para realizar encontros capazes de fomentar formações, discussões de caso e eventos em conjunto.

Essas ações de mobilização garantem que o assistente social possa expandir suas articulações para muito além dos serviços da rede pública, não deixando aqui de lado a importância dessa articulação, mas reconhecendo-se que em muitas regiões são serviços com uma demanda muito alta para atender todo o público destinatário, de forma que precisamos buscar, por vezes, alternativas.

Na atual geração da tecnologia, devemos usar a nosso favor todos os aparatos tecnológicos e o contato com outros profissionais da área para discutir ideias e encontrar melhores formas de mobilizar as famílias, evitar o tom "policialesco" de exigência de que as visitas sejam realizadas, mas buscar encontrar bons motivos para que elas sejam realizadas; encontrar uma boa forma de garantir que a visita seja realizada, propor uma atividade, propor a participação e o envolvimento dos familiares na organização de eventos dentro da instituição, fomentar a exposição de trabalhos realizados pelos residentes aos seus familiares para garantir a valorização das suas habilidades. E, no caso da falta de representantes familiares, buscar em parceiros voluntários esse apoio e na própria comunidade local.

O serviço social não necessita de novos rumos técnicos, mas de profissionais comprometidos com a originalidade do trabalho, com a capacidade para transformar as situações cotidianas do dia a dia em eventos e garantir um olhar positivo e esperançoso para um envelhecimento com sentido e propósito dentro dos residenciais para pessoas idosas. Esse é o nosso principal compromisso de trabalho.

REFERÊNCIAS BIBLIOGRÁFICAS

Blanco GAR, Giorgi MC, Almeida FS et al. "Se fere minha existência, serei resistência": A produção de textos midiáticos nas redes sociais on-line como reexistência interseccional. Bahia: Universidade Federal da Bahia. Rev Comunicação e Cultura 2021;19(2):36-58. Disponível em: https://periodicos.ufba.br/index.php/contemporaneaposcom/article/view/35884/25993.

Damaceno DG, Chirelli MQ, Lazarini CA. A prática do cuidado em instituições de longa permanência para idosos: desafio na formação dos profissionais. Rev Bras Geriatr Gerontol 2019;22(1):e180197.

Goen H. Tentativas de fazer algo da vida. Editora Tusquets, 2016.

Gomes TC. A Atuação do/a Assistente Social em uma Instituição de Longa Permanência para Idosos/as – Ilpis. Monografia, Curso de Serviço Social do Centro de Ensino Superior do Ceará Faculdade Cearense – FaC. Fortaleza, 2013. Disponível em: https://shre.ink/ahLr. Acesso em: 31 de julho de 2023.

Iamamoto MV. Serviço Social em tempo de capital fetiche: capital financeiro, trabalho e questão social. São Paulo: Cortez, 2021.

Pereira L. A instituição da pessoa idosa: uma demanda do serviço social. 16º Congresso Brasileiro de Assistentes Sociais. Brasília/DF, 2019.

Silva LM, Honorato LGF. A Atuação do Assistente Social Frente às Demandas do Idoso Institucionalizado: Revisão Integrativa de Literatura. Revista Ibero-Americana de Humanidades, Ciências e Educação 2022;8(12):282-96. Disponível em: https://periodicorease.pro.br/rease/article/view/7973/3151. Acesso em: 26 de julho de 2023.

Torres MM. O trabalho do assistente social com pessoas idosas: competências e demandas em debate. In: Teixeira SM (Org.). Serviço Social e envelhecimento. Teresina: EDUFPI, 2020. Disponível em: https://www.ufpi.br/arquivos_download/arquivos/Livro_SERVIÇO_SOCIAL_E_ENVELHECIMENTO_E-BOOK-120201020195516.pdf. Acesso em: 5 de agosto de 2023.

O CUIDADO CENTRADO NA PESSOA

CAPÍTULO 16

Maria Angélica Sanchez

INTRODUÇÃO

A avaliação da saúde da pessoa idosa hoje deve se ancorar nos princípios definidos por Tinetti como os 5 Ms da Geriatria, sendo eles *Mind* (Mente), *Mobility* (Mobilidade), *Medication* (Medicamentos), *Multicomplexity* (Multicomplexiadade), *Matters Most* (Mais importante) (Tinetti, 2017). Seguindo a linha do que "mais importa", se traz a reflexão sobre a necessidade de se buscar entender o que de fato importa para o indivíduo em avaliação.

Neste contexto, Donabedian, desde a década de 1980, alude sobre a necessidade do cuidado centrado na pessoa, um método de trabalho que tem como pilar fundamental as relações interpessoais como um dos componentes mais importantes para se alcançar este tipo de cuidado (Rodrigues et al., 2019).

Não obstante as evidências de que o modelo de cuidados centrado na pessoa possa produzir efeitos positivos no tratamento clínico proposto possa viabilizar o exercício dos direitos de cada cidadão, romper com o modelo biomédico centrado apenas na doença e de ser capaz de diminuir a intensidade da fragmentação do cuidado, trata-se de conceito que ainda encontra obstáculos para que seja efetivamente colocado em prática. Tais obstáculos podem estar relacionados com as questões culturais da própria população usuária dos serviços, com a resistência de profissionais em adotar um novo modelo de cuidado, ausência de gestores, infraestrutura não propícia a este tipo de prática, e ausência de estudos sobre a temática (Rodrigues et al., 2019).

O cuidado centrado na pessoa é uma abordagem que reconhece e estimula os indivíduos a desempenharem um papel ativo nos seus cuidados, tendo como foco o respeito às suas necessidades e preferências, sendo estas compreendidas e respeitadas. Os pesquisadores do Instituto *Picker* sugerem oito dimensões que compõem o cuidado centrado na pessoa, sendo elas: 1) respeito pelos valores, preferências e necessidades expressas pelo indivíduo; 2) informação e educação; 3) acesso aos cuidados; 4) apoio emocional para aliviar o medo e a ansiedade; 5) envolvimento de familiares e amigos; 6) continuidade e transição segura entre ambientes de cuidados de saúde; 7) conforto físico; e 8) coordenação do cuidado (Picker Institute, 2023).

A prática do cuidado centrado na pessoa vem sendo reconhecida por gestores de organizações de saúde no mundo ocidental a partir do reconhecimento feito pelo Instituto de Medicina dos Estados Unidos (IOM), em 2001. Em 2015, a Organização Mundial da Saúde (OMS) reforçou a importância da mudança do paradigma, enfatizando a necessidade dos modelos de cuidado centrados na pessoa. Países europeus como reino Unido, Suécia, Escócia e Portugal vêm envidando esforços para a implementação de pesquisas e modelos sustentáveis (Ventura *et al.*, 2022).

No entanto, mesmos os países desenvolvidos se deparam com obstáculos, dentre eles se destacando a falta de incentivo à participação dos usuários dos serviços; os profissionais que priorizam os aspectos objetivos em detrimento dos aspectos subjetivos; os conflitos de poder no âmbito das relações profissionais; a infraestrutura inadequada para o desenvolvimento dos serviços de saúde; e os profissionais que acreditam que já exercem uma prática centrada na pessoa (Rodrigues *et al.*, 2019).

CUIDADO CENTRADO NA PESSOA – COMO CAMINHA NO BRASIL?

Um grande passo em direção à mudança de paradigma de atenção à saúde foi dado em 2003, com a construção da Política Nacional de Humanização, cujo debate se organizou pautado na necessidade de se garantir o direito constitucional à saúde para todos, de forma a viabilizar condições dignas de saúde para todos, contando com profissionais comprometidos com a ética e com a defesa da vida (Brasil, 2004).

Contudo, ainda falta muito para que os serviços brasileiros assumam plenamente um modelo de atenção humanizada. No que diz respeito ao modelo de cuidado centrado na pessoa, levando em consideração a importância de se implantar uma prática que privilegie o indivíduo como sujeito do seu processo de tratamento, Rodrigues *et al.* se propuseram a apresentar uma agenda de elementos a serem priorizados em uma pesquisa para pensar como implantar, efetivamente, nos serviços de saúde do Brasil, um modelo de cuidados centrados na pessoa.

Para tanto convidaram, além de um representante de usuários de serviço de saúde, um grupo multidisciplinar para realizarem um painel de especialistas a partir de diversos olhares teóricos e práticos com o objetivo de fornecerem opiniões técnicas, baseadas em seus conhecimentos e experiências, ampliando a reflexão sobre o significado do cuidado centrado na pessoa. Importante ressaltar que, originalmente, a expressão utilizada em outros países tem sido "cuidado centrado no paciente". Entretanto, o grupo optou por utilizar "cuidado centrado na pessoa", acreditando que tal expressão está mais alinhada ao sistema de saúde brasileiro.

O painel de especialistas pontuou aspectos importantes na discussão sobre a implementação da prática do cuidado centrado na pessoa e aqui destacamos alguns deles: 1) a ausência de uma política que determine a qualidade dos serviços prestados, ficando claro que no país também não há uma política que integre todos os elementos teóricos e princípios necessários para a implementação deste modelo de cuidado; 2. no que tange às relações interpessoais, a comunicação foi reconhecida como uma habilidade fundamental a ser desenvolvida quando destinada ao cuidado de saúde; 3. a comunicação efetiva e o compartilhamento de decisões, na impressão dos painelistas, são condições indissociáveis para a prática do cuidado centrado na pessoa; 4. se faz necessário incentivar a participação dos usuários dos serviços e de seus familiares nas ações de cuidado, o que pode colaborar com corresponsabilização em relação ao próprio cuidado e à segurança do indivíduo em tratamento; 5. a necessidade de incluir nos currículos disciplinas e abordagens pedagógicas capazes de aprimorar relações interpessoais e transformar práticas de cuidado; 6. necessidade de implementar estratégias capazes de promover uma comunicação efetiva entre profissionais de saúde, entre os profissionais de saúde e os usuários dos serviços e entre os profissionais e os acompanhantes dos indivíduos em tratamento, visando o envolvimento no processo de cuidado; 7. disponibilização das evidências científicas que colaborem com as tomadas de decisões; 8. a necessidade de se utilizar instrumentos de mensuração do cuidado centrado na pessoa para a avaliar a real implantação deste modelo nos serviços prestados à população brasileira (Rodrigues *et al.*, 2019).

O painel de especialistas trouxe importantes contribuições para que gestores comecem a pensar na reestruturação dos serviços de saúde, sejam estes públicos ou privados. Contudo, ainda que a mudança de padrão das ações atualmente praticadas seja vista como uma proposta em longo prazo, cabe aos profissionais repensar sua prática diária, levando sempre em consideração o que mais importa para o usuário de seus espaços institucionais. Neste sentido, mudar a forma como é realizada a comunicação direta com cada indivíduo que busca um tratamento ou qualquer equipamento assistencial pode depender muito mais da postura de cada profissional do que da implementação de uma política destinada a este fim.

A COMUNICAÇÃO COM A PESSOA: PASSO FUNDAMENTAL PARA ENTENDER O QUE MAIS IMPORTA

Raras são as pessoas que não tenham qualquer história de insatisfação em relação aos profissionais de saúde. Na maioria das vezes, as queixas sobre o atendimento dizem respeito a falhas de comunicação com o profissional: a inabilidade em acolher e escutar o suficiente para tirar conclusões; a utilização de jargão excessivamente técnico e pouco compreensível ao ouvinte; ou mesmo certa frieza demonstrada pelo profissional diante da situação global de vida do paciente (Ceron, 2009, p. 2).

Diante desta afirmativa tão clara e que certamente é cotidiana no exercício da prática profissional de muitos, serão abordadas aqui algumas questões fundamentais para o que pode ser mais importante para o usuário de serviços, bem como para seus acompanhantes.

Importa realçar que a pessoa idosa, geralmente, chega aos espaços de atenção com uma série de situações que podem estar impactando negativamente a sua vida. Muitas delas estão para além do seu estado de saúde física. São questões relacionadas, muitas vezes, às condições econômicas, sociais, culturais, ambientais e familiares que podem estar influenciando de forma negativa na saúde física e emocional. Além disso, como a velhice, em alguns casos, vem acompanhada de perdas da capacidade funcional, se torna de suma importância prestar atenção também em quem a está acompanhando. O olhar atento à pessoa que cuida, dando espaço para que ela tire suas dúvidas e expresse as suas angústias, é fator fundamental na relação do cuidado. Importa entender que o cuidador é um grande aliado no processo terapêutico e para a adesão ao tratamento, mas que também possui limitações na sua tarefa. Portanto, para que o profissional exerça uma prática que valorize o que mais importa, é preciso, também, envolver o acompanhante com parte do processo.

Não há dúvidas de que a mola propulsora das relações interpessoais é a comunicação, seja ela verbal ou não verbal. No que tange à comunicação verbal, a assertividade é essencial, sendo ela definida por Ceron (2009) como "a capacidade de o profissional atuar com decisão, clareza e sabendo o que pretende a cada momento, com atitude ativa, mas sem ser rude." Para tanto, a assertividade na comunicação vai depender de o profissional estar seguro e que todas as decisões a serem tomadas e compartilhadas tenham evidências científicas. Ademais, o profissional deve mostrar interesse pelo indivíduo que está na sua frente, exercitando a escuta de forma adequada, demonstrando que está entendendo o que está sendo exposto (Ceron, 2009).

Por outro lado, Ceron chama a atenção para a importância da comunicação não verbal. Aquela que faz parte intensa de qualquer entrevista. Ainda que a maior parte da comunicação seja verbal, muitas vezes o profissional não percebe os gestos, a postura, o emocional, o tom de voz, não apenas a sua própria, mas sobretudo da pessoa em avaliação e do seu acompanhante. Algumas pessoas podem-se expressar através das expressões faciais e dos movimentos corporais e, com isso, determinado conteúdo pode ganhar sentido diferente daquilo que foi manifestado verbalmente (Ceron, 2009).

A ENTREVISTA CENTRADA NA PESSOA

Segundo Ceron, que se apoia nos pressupostos de Borrell-Carrió, uma entrevista centrada na pessoa ocorre a partir de uma relação de cooperação com o usuário do serviço, promovida pelo profissional responsável pelo atendimento. Trata-se de momento onde a pessoa que precisa de cuidados encontra possibilidades de externar com tranquilidade todas as suas expectativas e o profissional aborda quais são as preocupações, explica com clareza as decisões que precisam ser tomadas, levando em consideração as experiências pessoais e culturais da pessoa. É um claro processo de priorização da pessoa em lugar de se priorizar o problema (Ceron, 2009).

Uma prática dessa natureza é capaz de tornar qualquer atendimento, em qualquer espaço institucional, mais humanizado, o que, de fato, toda pessoa deseja, ou seja, ser acolhida. Encontrar alguém que escute os problemas e se disponha a ajudar a resolver, sempre a envolvendo no processo.

Mesmo tendo a noção da dificuldade de se implantar a contento uma metodologia de cuidado centrado na pessoa, tendo em vista os grandes obstáculos e desafios a serem enfrentados, é possível haver uma mudança de postura individual em que cada profissional se disponha a buscar novas formas no seu modo de atuar.

Alguns aspectos são determinantes para que se desenvolva a prática do cuidado centrado no indivíduo e, ainda, que o sistema de saúde precisa de políticas mais intensas que apenas da Política de Humanização. Em suma, para que haja o exercício da boa prática do cuidado centrado na pessoa, Ceron (2009) sumariza os pressupostos de Borrell-Carrió, argumentando que algumas habilidades são essenciais ao profissional, dentre elas sendo aqui destacadas a necessidade de dar ao indivíduo tempo para pensar; não usar jargões técnicos em abundância; exercitar a empatia; oferecer suporte na medida certa; reconhecer as limitações de cada indivíduo; acolher com respeito e cordialidade; utilizar uma comunicação assertiva; exercitar a escuta verbal e não verbal; distinguir a queixa aparente da queixa real e formular um plano terapêutico ampliado e em conjunto com o usuário do serviço.

Com base nessas premissas é possível iniciar as mudanças tão simples e tão claras, tendo sempre em mente que mais que um diagnóstico, ser acolhido com respeito e com escuta qualificada, empática e compassiva pode ser o que mais importa para a pessoa.

REFERÊNCIAS BIBLIOGRÁFICAS

Brasil, Ministério da Saúde. Secretaria-Executiva. Núcleo Técnico da Política Nacional de Humanização. Humaniza SUS: Política Nacional de Humanização: a humanização como eixo norteador das práticas de atenção e gestão em todas as instâncias do SUS, Brasília: Ministério da Saúde, 2004.

Ceron M. Habilidades de Comunicação: abordagem centrada na pessoa. São Paulo: Una-. Sus|Unifesp, 2009. Disponível em: https://www.unasus.unifesp.br/

biblioteca_virtual/esf/2/unidades_conteudos/unidade24/unidade24.pdf. Acesso em: 31 de agosto de 2023.

Picker Institute. The Picker Principles of Person Centred care. Disponível em: https://picker.org/who-we-are/the-picker-principles-of-person-centred-care/. Acesso em: 29 de agosto de 2023.

Rodrigues JLSQ, Portela MC, Malik AM. Agenda para a pesquisa sobre o cuidado centrado no paciente no Brasil.

Tinetti M, Huang A, Molnar F. The Geriatrics 5M's: A New Way of Communicating What We Do. Journal of the American Geriatrics Society 2017;65(9):2115.

Ventura F, Moreira IMPB, Raposo V et al. A prática centrada na pessoa: da idiossincrasia do cuidar à inovação em saúde. Cad Saúde Pública 2022;38(10):e00278121.

Parte V   Tópicos Especiais

CENTRO-DIA PARA IDOSOS DE VOLTA REDONDA – UMA EXPERIÊNCIA EXITOSA DENTRO DA ASSISTÊNCIA SOCIAL JUNTO A IDOSOS COM ALZHEIMER

CAPÍTULO 17

Danielle da Silva Freire

"A coisa mais moderna que existe nessa vida é envelhecer."
Arnaldo Antunes

A longevidade, a ampliação do ciclo de vida, os processos advindos do envelhecimento coletivo e as diversas demandas de uma população que dá um salto no seu número de idosos vêm sendo pilares diante do desafio que tem sido pensar, planejar e executar serviços dentro das políticas públicas que assegurem as normativas e legislações voltadas à pessoa idosa.

A pirâmide etária brasileira passa por enorme transformação. Na maior parte do século passado a pirâmide tinha uma base larga e um topo muito estreito. No final do século XX e no início XXI a base da pirâmide se estreitou e houve um alargamento do meio da pirâmide. Isto quer dizer que existe atualmente uma grande proporção de pessoas em idade ativa e o Brasil vive o período conhecido como bônus demográfico, que é um momento em que a demografia dá um gás para a economia. O encorpamento do topo da pirâmide e o fim definitivo do bônus demográfico vai ocorrer, principalmente, na segunda metade do atual século (Alves, 2020).

Para além da explosão demográfica com relação ao aumento do número de idosos e a significativa redução no número de pessoas economicamente ativas, vários outros elementos interferem nesse sistema familiar e social trazendo dificuldades na capacidade protetiva das famílias e seus membros: redução no número de natalidade, altos índices de desempregos ou subempregos, sem a garantia de vários direitos trabalhistas, excessivas cargas e jornadas diárias de trabalho, sobrecarga da figura feminina enquanto única no cuidado familiar, adoecimentos psíquicos com ampliação dos quadros de ansiedade, depressão e utilização de altas doses de psicotrópicos, diferentes arranjos familiares e sociais que tendem a preservar apenas os cuidados primários e básicos, núcleos relacionais onde pessoas idosas promovem os cuidados com seus entes também idosos e outros tantos elementos que demonstram violências estruturais capazes de dificultar a garantia de um processo de envelhecimento digno, protegido e saudável.

Numa correlação entre idosos e pessoas economicamente ativas, ressalta-se a diminuição no número de pessoas abaixo de 30 anos e aumento no contingente de pessoas acima de 60.

A razão de dependência de jovens passou de 34,4 crianças e adolescentes por 100 pessoas em idade potencialmente ativas, em 2012, para 29,9, em 2021. Já a razão de dependência dos idosos aumentou de 11,2 para 14,7 no mesmo período (IBGE, 2022).

No âmbito trabalhista, ainda que tenhamos um percentual de idosos ainda em trabalho ativo, possuímos, em contrapartida, além da diminuição populacional de pessoas jovens, grande parte encontrando-se com o sistema trabalhista com fontes precárias de remuneração, vínculos fragilizados e/ou ausência de rentabilidade. Isso traz elementos de desalinho na garantia de direitos da pessoa idosa, com necessidade de investimentos das políticas públicas diante de tal panorama.

Criar serviços, programas e projetos voltados à garantia de direitos da pessoa idosa requer uma reflexão coletiva e a unificação entre os poderes legislativo, executivo e judiciário, para que também efetivem ampla rede de atores capazes de impactar nas demandas biopsicossociais desse cidadão de direitos.

As pautas sobre o processo de envelhecimento mundial vêm sendo objeto de estudos das mais diferentes áreas de atuação dentro da geriatria e gerontologia.

Levando-se em conta tantos elementos que deslegitimam o cuidado maior com a família em sua totalidade, as políticas públicas no Brasil, voltadas para idosos, trazem um histórico de deliberações desde a própria criação da Política Nacional do Idoso (Brasil, 1994), que já objetivava assegurar os direitos sociais do idoso, criando condições para promover sua autonomia, integração e participação efetiva na sociedade.

Todas as legislações a seguir visam garantir essa integralidade no cuidado e promoção de ações voltadas para um processo de envelhecimento protegido.

Em 2004, a Política Nacional de Assistência Social, tendo por objetivo efetivar ações de proteção sociofamiliar, com centralidade nas relações das famílias, regulamenta em suas proposições, ações voltadas para a pessoa idosa e seus núcleos. Com o breve passar do tempo, através da Tipificação Nacional dos Serviços Socioassistencias (Brasil, 2009), o Centro-Dia é apresentado e categorizado como um serviço de proteção social especial para pessoas com deficiência, idosas e suas famílias, dentro dos programas continuados e sistematizados capazes de fomentar, através de ações de políticas públicas, o sistema protetivo familiar.

Em Volta Redonda, cidade localizada no eixo Rio X São Paulo, atualmente com aproximadamente 274 mil habitantes, desde 2003 um primeiro centro-dia para idosos ofertava esses cuidados diários aos idosos que apresentavam quadros de violações de direitos como negligência familiar, abandono, apropriação indevida dos benefícios, insegurança alimentar, fragilidade nos vínculos relacionais e outras incidências que desencadeavam desproteção da pessoa idosa. Entretanto, em seu público-alvo, não contemplava em sua operacionalização e metodologia de trabalho, idosos com quadros demenciais e cognitivos.

Tendo o Município realizado diagnóstico social que apontava para o aumento significativo de famílias cujos idosos apresentavam a doença de Alzheimer e, ainda, entendendo ser essa população necessária de apoio, tanto para os cuidados quanto para promoção e impacto na qualidade de vida do seu núcleo familiar, em 2014 inaugurou-se o Centro de Atendimento para Pessoa Idosa com Alzheimer e Familiares, também conhecido como Centro-Dia Synval Santos.

O Centro-Dia Synval Santos é o primeiro e único 100% público, dentro da Política de Assistência Social, na América Latina, que contempla, em sua metodologia de trabalho, ações totalmente voltadas para as especificidades e *nuances* da pessoa idosa com Alzheimer e suas famílias.

Pertence à Secretaria Municipal de Assistência Social do Município de Volta Redonda/RJ, mais especificamente dentro do Departamento de Proteção Social Especial de Média Complexidade (DPES), que direciona suas atividades para a manutenção dos vínculos sociais, relacionais e familiares dos idosos, bem como promove ações que reduzam os quadros de violações de direitos dos mesmos.

Possui capacidade máxima para 90 idosos semanalmente. Os mesmos são subdivididos em 2 a 3 dias de frequência na unidade, podendo permanecer das 8 às 16 horas, ou meio período (dependendo das condições físicas, psíquicas e tempo de permanência por conta dos sintomas da doença de Alzheimer). Assim sendo, a unidade consegue atender até 25 idosos por dia.

Trata-se de serviço único e exclusivamente municipal, não tendo relação de consorciação ou parceria. Quanto ao deslocamento, possui duas *vans* que realizam a busca dos idosos em suas residências, assim como retornam com os mesmos no final do dia de atendimento. Entretanto, pela dificuldade de alguns idosos em manter-se por período maior em veículo em movimento, algumas famílias optam por levar e buscar seus idosos em veículo próprio.

A equipe multidisciplinar realiza, sistematicamente, o acompanhamento biopsicossocial junto às famílias, e agenda atendimento individualmente sempre que solicitado.

Possui, ainda, o GECC – Grupo de Educação Continuada aos Cuidadores – que acontece a cada 45 dias e configura-se como uma reunião entre as famílias para que recebam apoio e orientações a respeito da doença de Alzheimer. Em cada reunião trabalha-se uma temática específica que, muitas vezes, vem da própria demanda e solicitação dos membros familiares.

Os atendimentos junto ao idosos se iniciam às 8 horas e terminam às 16 horas. Entretanto, o funcionamento total da unidade começa às 7 horas e se finda às 17 horas.

A metodologia de trabalho oferece oficinas coletivas de estimulação nas áreas: neurocognitiva, motora, equilíbrio, lateralidade, memória, musicalidade, sensorialidade e outros vários elementos capazes de suscitar uma rede de ações que colaborem para a promoção da qualidade de vida dos idosos e dificultem o rápido progresso dos sintomas da doença de Alzheimer, cuja fase final traz malefícios intensos e hospitalizações com recursos, por vezes, muito invasivos até culminarem nos cuidados paliativos.

O centro-dia possui também uma parceria com o Instituto Federal do Rio de Janeiro (IFRJ) que, através da programação e utilização do ROBO NAO (que é um robô humanoide) realiza atividades de estimulação junto aos idosos. Através de parceria, NAO já desenvolveu atividades como dança, ginástica, contação de histórias e a prática do *Tai chi chuan*, conjugando, assim, tecnologia e relação humana.

Além do trabalho junto ao idosos e suas famílias, o centro de Alzheimer também funciona como polo de produção científica para as diferentes áreas que estudam os processos de envelhecimento.

Ainda, ofertam-se para a comunidade aberta palestras e rodas de conversa tendo como meta levar informações sobre a doença de Alzheimer, os primeiros sinais e sintomas, manejos com os idosos e outros elementos que possam contribuir para a identificação precoce da demência e suscitar um diagnóstico precoce.

> A Organização Mundial da Saúde (OMS) estima que cerca de 55 milhões de pessoas vivam com algum tipo de demência, sendo a mais comum a doença de Alzheimer, que atinge sete entre dez indivíduos nessa situação em todo o mundo. A OMS alerta para a tendência de aumento preocupante desses números, com o envelhecimento da população. Estimativas da Alzheimer's Disease International, sediada no Reino Unido, mostram que os números globais poderão chegar a 74,7 milhões, em 2030, e 131,5 milhões, em 2050. Já aqui no Brasil,

dados do Ministério da Saúde indicam que em torno de 1,2 milhão de pessoas têm a doença e 100 mil novos casos são diagnosticados por ano (Gandra, 2022).

Os dados diários e os acompanhamentos familiares apontam para os inúmeros ganhos e impactos do centro-dia no compartilhamento de cuidados com as famílias, na promoção da qualidade de vida do núcleo, na manutenção dos vínculos sociais, que evitam os abrigamentos e encaminhamentos para as instituições de longa permanência, bem como asseguram a proteção do todo familiar conforme preconiza a Política Nacional de Assistência Social.

Quando escutadas em suas demandas iniciais, torna-se fundamental refletirmos que as famílias não procuram as políticas sociais solicitando o processo de inserção em modalidade asilar. Esses núcleos familiares, também adoecidos e desorganizados por uma série de violências estruturais, procuram por formas e serviços que as acolham em seus sofrimentos e demandas e colaborem para o processo de cuidados com seus idosos.

Tais informações sinalizam a necessidade de ampliarmos os programas e ações voltadas para o fomento e a criação de centros-dia nas esferas municipais do país. Diferentemente da construção sociocultural que, durante décadas, contava apenas com o abrigamento como sistema protetivo, atualmente as modalidades-dia cumprem com seu compromisso na promoção, reorganização e potencialização das famílias e de seus idosos e, contribuem para um processo de envelhecimento não segregatório, não etarista, não limitante.

Manter os idosos e suas famílias em sistema de proteção social é garantir o espaço cultural e saber que coloca o envelhecimento enquanto construtor de uma historicidade que necessita ser mantida e resgatada.

Através do acionamento de uma ampla rede de proteção das mais diversas políticas públicas, esse núcleo familiar se fortalece e, consequentemente, fortalece também seu poder para cuidar.

O centro-dia configura-se como esse espaço de interlocução entre poder público, comunidade, sociedade civil e outros atores que garantem direitos e acessam benefícios.

Para tanto, é necessário que a efetivação dessa política pública mantenha-se dentro das pautas dos três poderes, buscando reduzir os índices de violências contra a pessoa idosa, efetivando cuidados sistematizados e continuados através das leis orçamentárias que criem as modalidades-dia; necessidade de investimento em equipes técnicas qualificadas e voltadas para as especificidades do seu público-alvo e tantos outros fomentos que tiram a velhice do rol das benécias, da filantropia, das vulnerabilidades e trazem para o cenário macro cujo panorama principal aponta para o rápido e expressivo aumento do número de idosos no país e as várias necessidades dos mesmos.

O centro-dia para idosos com Alzheimer e familiares amplia a velha máxima que diz: "a assistência social é para quem dela necessita", quando insere os altos níveis de sobrecarga familiar, em função dos cuidados prolongados com seus idosos, na esfera das violações de direitos, sem que tais violações perpassem por questões somente de renda. Numa leitura social, obviamente, famílias com rendas ínfimas possuem menores condições financeiras de prover cuidados que demandem poder de compra, entretanto, quando a questão é a demência como elemento de desgaste relacional, os núcleos familiares podem estar fragilizados na mesma intensidade. Trata-se de uma leitura social sobre vínculos afetivos e relacionais construídos ou não ao longo da história de vida da pessoa idosa. Vínculos (ou não) serão norteadores das relações entre os entes, necessitando de orientações, escuta, acolhimento e articulações dos profissionais da política de assistência social para se reorganizarem.

Fomentar serviços, programas, projetos e ações com a pessoa idosa sugere reordenamento dos velhos conceitos culturais sobre envelhecimento, riscos, funcionalidade e poder de escolha. Lidar com quadros demenciais, como o Alzheimer, requer a compreensão de que nossa ética profissional deve voltar-se para o cidadão de direitos e não para o envelhecimento adoecido. A modalidade-dia busca esse espaço de representatividade, de opiniões, de expressividade, cujo elemento primordial será sempre a atuação das políticas públicas como local de seguridade, de acesso e de potencialização.

REFERÊNCIAS BIBLIOGRÁFICAS

Alves JED. O envelhecimento populacional compromete o crescimento econômico no Brasil? CEE.FIOCRUZ, 2020. Disponível em: https://cee.fiocruz.br/?q=envelhecimento-populacional-compromete-o-crescimento-economico. Acesso em: 26 de junho de 2023.

Brasil, Ministério da Previdência e Assistência Social. Lei nº. 8.842. Política Nacional do Idoso. Brasília/DF, 4 de janeiro de 1994.

Brasil, Ministério do Desenvolvimento Social e Combate à Fome. Tipificação Nacional de Serviços Socioassistenciais. Brasília/DF, 2014.

Gandra A. Dia Mundial do Alzheimer alerta para aumento de casos no mundo. Com o envelhecimento da população - OMS prevê aumento de casos. Agência Brasil, 2022. Disponível em: https://agenciabrasil.ebc.com.br/saude/noticia/2022-09/dia-mundial-do-alzheimer-alerta-para-aumento-de-casos-no-mundo. Acesso em: 26 de jun de 2023.

IBGE – Instituto Brasileiro de Geografia e Estatística. Características gerais dos moradores 2020-2021 / IBGE, Coordenação de Pesquisas por Amostra de Domicílios. Rio de Janeiro: IBGE, 2022.

EMPREENDEDORISMO NO ENVELHECIMENTO – CURSOS DE PÓS-GRADUAÇÃO: COMO CRIAR OPORTUNIDADES

CAPÍTULO 18

Cristiane Medeiros dos Santos

O presente capítulo trata da criação de oportunidades de empreendedorismo no envelhecimento, com ênfase para os cursos de pós-graduação frente a um mercado de trabalho cada vez mais demandante de conhecimentos especializados na área do envelhecimento humano.

São apresentados dois eixos no desenvolvimento: o primeiro destinado à pessoa idosa e como a realização de um curso de pós-graduação, em qualquer área, pode ser importante para o empreendedorismo nessa faixa etária; já o segundo eixo apresenta como a realização de um curso de pós-graduação em gerontologia pode contribuir para que o(a) assistente social seja empreendedor.

As questões que nos instigaram a escrever sobre esse tema foram: o que acontecerá com a saúde da população idosa? Como a sociedade irá lidar com o acelerado fenômeno de envelhecimento? Quais as repercussões para os sistemas de saúde de um envelhecimento com ou sem qualidade? De que forma cursos de especialização poderão contribuir para o empreendedorismo nessa área?

Todas essas questões são candentes, merecendo maior aprofundamento dos profissionais envolvidos no cuidado à saúde da pessoa idosa, dos governos e da sociedade como um todo. Esta realidade já está batendo às nossas portas. Somos ou seremos pessoas idosas em breve. O Brasil deste novo milênio já é um país de "velhos".

Inicialmente, gostaria de agradecer a oportunidade de compartilhar minha experiência como assistente social na construção de oportunidades a partir da oferta de cursos de pós-graduação. Em minha atuação profissional no serviço social enfrentei diversos desafios que demandavam acesso a conhecimentos especializados, culminando com a criação de diversos cursos de pós-graduação *lato sensu* direcionados ao exercício profissional.

Nesse momento peço licença ao leitor para apresentar alguns aspectos relativos ao fenômeno do envelhecimento humano, uma vez que:

> Vivemos numa civilização que nos concedeu mais tempo, mas detesta a passagem do tempo (Luft, 2004).

Muitos de nós lamentam-se, recordam os prazeres da juventude e, ao lembrar do amor, da bebida, da boa comida e de outros prazeres, atormentam-se como pessoas privadas de bens notáveis, que em outra época viviam bem e que agora, nem ao menos vivem. Vários manifestam pesar pelas ofensas oriundas dos parentes e imputam à velhice a causa de tantos sofrimentos (Platão, 2001).

Escrever sobre o fenômeno do envelhecimento, destacando o "envelhecer com qualidade" foi um desafio, frente à perspectiva ocidental do envelhecimento, em que predomina a visão orgânica, em sua dimensão biológica, como a etapa da vida caracterizada pelo declínio geral. No entanto, apesar de o envelhecimento ter sua dimensão biológica, as pessoas reagem a ele de acordo com suas referências subjetivas e culturais.

Para que as boas notícias se destaquem, é necessário haver a mobilização da sociedade, investindo em uma rede de apoio à pessoa idosa que não dependa exclusivamente de pessoas com boas intenções, que "gostem de velhos", ou de iniciativas isoladas e até mesmo eleitoreiras. Envelhecer com qualidade deve ser a meta.

Em 2025, no Brasil, serão 32 milhões de pessoas idosas, representando aproximadamente 13% da população brasileira, sendo, na maioria, mulheres e concentrada na área urbana. A expectativa de vida no Brasil, segundo projeção do Instituto Brasileiro de Geografia e Estatística (IBGE, 2012), será de 81 anos em 2050, apontando para o envelhecimento populacional do país, cujo reflexo na economia nacional pode criar oportunidades para o empreendedorismo focado nesse público-alvo.

Sobre essa oportunidade, pensamos que, tanto o empreendedorismo direcionado a produtos e serviços a serem acessados pelas pessoas idosas, como aquele desenvolvido por essa população, precisam ser incentivados, minimizando os reflexos da crise na previdência social.

Iniciamos, portanto, o debate acerca da oferta de cursos de pós-graduação para pessoas idosas. Merece destaque a necessidade de incentivo à profissionalização especializada, com as garantias observadas no Estatuto da pessoa idosa, conforme o artigo 28, do capítulo VI:

Art. 28. O Poder Público criará e estimulará programas de:

I – Profissionalização especializada para as pessoas idosas, aproveitando seus potenciais e habilidades para atividades regulares e remuneradas; (Redação dada pela Lei nº 14.423, de 2022)

Além disso, conforme Freire e Muritiba, o aumento da expectativa de vida, associado à evolução tecnológica, reflete na mudança do perfil da pessoa idosa, tornando-a mais apta a empreender, seja pela necessidade de "fazer algo prazeroso", "satisfação com a vida" e "realização profissional", além da necessidade de criação/complementação da renda familiar. Tudo isso tem tornado o empreendedorismo uma ferramenta associada à qualidade de vida dessas pessoas.

Dessa forma, o apoio ao empreendedorismo em idades mais avançadas, com a oferta de cursos de especialização, serviria ainda para que as pessoas idosas gerassem novas receitas para o país, invertendo a lógica atual de que o envelhecimento populacional representa uma crise com repercussões econômicas.

Apresentamos a seguir o segundo eixo de discussões do presente capítulo, onde abordamos a importância da realização do curso de especialização em gerontologia na atuação profissional do serviço social.

Vale salientar que a realização de um curso nessa área auxilia no desenvolvimento de competências políticas, técnicas, epidemiológicas e educativas, capacitando os profissionais a realizarem intervenções nos serviços e programas de saúde para a população idosa.

Dessa forma, um curso de pós-graduação em gerontologia, destinado a profissionais graduados nas diversas áreas da saúde, incluindo assistentes sociais, proporciona o desenvolvimento, a ampliação e as qualificações técnicas necessárias ao desenvolvimento da capacidade de analisar, intervir, modificar e reorganizar os serviços e ações destinados à saúde desta população, garantindo a eficácia da assistência e a melhoria na qualidade de vida dos idosos e idosas.

A atuação do(a) assistente social é diversa. Trata-se de profissional apto para atuar nos serviços de atenção à pessoa idosa em todos os níveis de complexidade do Sistema Único de Saúde (SUS), como por exemplo: unidades básicas de saúde, programas de atenção domiciliar, unidades de referência na saúde do idoso e hospitais, bem como no sistema único de assistência social, aqui destacando os centros de convivência, centros de referência de atenção social, centros-dia e instituições de longa permanência para idoso-ILPIs, entre outros.

Além disso, a atuação do assistente social com pós-graduação em gerontologia se estende ainda à avaliação gerontológica e à elaboração de planos de atenção integral à pessoa idosa, considerando suas necessidades biopsicossociais. Não há dúvidas de que o profissional, após especializar-se em gerontologia, estará mais seguro para planejar, organizar, coordenar, executar e avaliar programas, e se integrar a equipes multidisciplinares.

Outro nicho importante de atuação para o(a) assistente social com pós-graduação em gerontologia é ser integrante de equipes que atam na formulação de políticas públicas voltadas à população que envelhece.

Por fim, o profissional com especialização em gerontologia amplia seu olhar para as questões pertinentes ao processo de envelhecimento, o que pode lhe conferir a possibilidade de prestar consultoria e assessoria nos diversos espaços de atenção à pessoa idosa, além de atuar em grupos de pesquisas no campo do envelhecimento.

A fim de ilustrar melhor o capítulo, coletei alguns depoimentos de assistentes sociais relatando suas vivências de sucesso no mercado de trabalho, a partir do investimento na realização de um curso de especialização em gerontologia.

Para obter os depoimentos foi realizada a seguinte pergunta: "Você poderia escrever um pequeno depoimento sobre a importância em cursar a pós-graduação em gerontologia na sua caminhada profissional?".

Os depoimentos foram enviados por escrito através do *WhatsApp*, aplicativo que funciona como serviço de mensagens instantâneas conectado à internet, disponível em multiplataformas, nesse caso em aparelhos de telefonia móvel. Foram utilizados pseudônimos a fim de preservar o anonimato das entrevistadas.

No primeiro depoimento a aluna destaca a importância do contato com os docentes e com os conteúdos da área do envelhecimento:

> Olá, sou Mariana, assistente social com formação em gerontologia, o que trouxe um diferencial ímpar ao meu fazer profissional diário. Tive a oportunidade de conviver com grandes mestres do campo, trazendo esclarecimentos que uso no meu dia a dia. A cada demanda enfrentada, relembro os conteúdos excelentes de cada aula, fundamentais no enfrentamento diário, seja do ponto de vista burocrático, ou até mesmo no ouvir cada idoso durante as abordagens.

Para Vanessa, a realização do curso serviu de "virada de chave na carreira", conforme seu depoimento a seguir:

> Para quem deseja ou já trabalha com as velhices humanas é fundamental se especializar. Fazer uma pós em Gerontologia, para mim, enquanto pessoa e profissional, foi a virada de chave na carreira. No decorrer do curso aprendi, ensinei e compartilhei saberes com colegas e mestres. No meu fazer profissional de assistente social que trabalha em prol da defesa intransigente dos direitos humanos e de formas de garantia de direitos, essa pós de gerontologia ampliou ainda mais meus horizontes. Gratidão.

No depoimento de Maria foi relatada a criação de um projeto social no CRAS (Centro de Referência de Assistência Social) em que ela trabalha, tornando-se pessoa de referência para a população idosa atendida no local:

> Sou assistente social, passando aqui para deixar registrada minha imensa alegria em ter feito a pós em gerontologia. Um tempo precioso de muito aprendizado e conexões valiosas, onde me descobri no cuidado e atenção à população idosa na garantia de direitos e acessos dos mesmos às políticas públicas e efetivação do Estatuto do Idoso. Hoje sou técnica de referência da população idosa no CRAS, criei o projeto social CAPI (Centro de Apoio à Pessoa Idosa). Funcionamos uma vez por semana, porém, o objetivo é funcionar como um centro-dia.

Para Regina, psicóloga, arteterapeuta, especialista em carreira, a realização de uma pós-graduação em gerontologia oportunizou o atendimento a pessoas idosas, uma vez que ela já atendia adultos, porém, com a pós sentiu-se apta a atender idosos:

> A pós-graduação em gerontologia eu decidi fazer durante a pandemia; foi uma decisão muito acertada, me esclareceu sobre o lugar do idoso na nossa sociedade, o quanto que nós idosos, eu hoje com 66 anos, precisamos nos informar e procurar buscar todos os canais que nos são disponibilizados para que a gente tenha uma qualidade de vida melhor. Dentro da pós-graduação em gerontologia, com os professores que eu tive, bastante conhecedores do sistema único de saúde a maior parte deles em todas as áreas que envolvem os idosos, inclusive na área jurídica também, então assim, eu aconselho fortemente quem quer fazer essa pós-graduação, que faça. No meu caso eu já atendia adultos, mas nunca tinha atendido idosos, e com a pós-graduação em gerontologia eu me senti mais capacitada para adentrar nesse universo tão amplo e tão rico. E com tantas pessoas precisando de apoio tanto psicológico, quanto prático, da vida prática, a pós em gerontologia nos possibilita isso.

Chama atenção no depoimento acima o fato de a assistente social ter realizado o curso sendo uma pessoa idosa, ou seja, investindo em sua carreira profissional já aposentada, porém, ativa no mercado de trabalho como profissional liberal, o que muito me gratifica e reforça a importância de continuar ofertando essa formação acadêmica, criando possibilidade de empreendedorismo nessa faixa etária.

A assistência à saúde da pessoa idosa não pode ser exercida sem adequada formação profissional, para isso, os profissionais da área devem investir em cursos de capacitação que possam agregar conhecimentos técnicos, perspectivas de atuação no mercado de trabalho, além da possibilidade de estreitar laços com pessoas que já atuam na área, criando cenários favoráveis de realização pessoal, acadêmica e profissional.

Considerando que o profissional especializado em gerontologia contribui para modificar o olhar acerca do envelhecimento e da velhice, a partir de sua formação biopsicossocial, capaz de promover ações impactantes no processo de envelhecimento e na vida da população idosa, constituindo-se, a meu ver, no principal desafio de atuação desse profissional.

Na pesquisa realizada por Melo, Lima-Silva e Cachioni (2015, p. 22), a respeito dos desafios da formação em gerontologia, concordo com os autores quanto "a formação de profissionais para lidar com as diferentes necessidades sociais e de saúde desta população se faz cada vez mais necessária", uma vez que o fenômeno de envelhecimento populacional demanda "um número expressivo de profissionais altamente capacitados (...) em seus aspectos biopsicossociais, como também para promover e gerenciar novos espaços, serviços e ações com e para idoso".

Concluindo, acredito que o empreendedorismo voltado para o mercado de trabalho envolvendo a pessoa idosa, seja na formação de especialistas, ou mesmo na oferta de um curso de pós-graduação para profissionais que já se encontram em processo de envelhecimento e pretendem atuar nesse nicho é, reconhecidamente, conforme os depoimentos apresentados, uma oportunidade de expansão e crescimento nas carreiras desses profissionais, atuando em diversas frentes, direta ou indiretamente, com a população idosa, tanto no ambiente comunitário como institucional.

REFERÊNCIAS BIBLIOGRÁFICAS

Brasil. Estatuto do idoso: Lei Federal nº 10.741, de 01 de outubro de 2003. Brasília, DF: Secretaria Especial dos Direitos Humanos, 2004.

Freire DAL, Muritiba PM. O empreendedorismo na terceira idade: uma alternativa sustentável à crise da previdência social? ReCaPe - Revista de Carreiras e Pessoas 2012;2(2):14-25.

Luft L. Perdas e ganhos. 21. ed. Rio de Janeiro: Record, 2004.

Melo RC, Lima-Silva TB, Cachioni M. Desafios da formação em Gerontologia. Revista Kairós 2015;18(19):123-47.

Platão. A República. Tradução Maria Helena da Rocha Pereira. 9. ed. Lisboa: Fundação Calouste Gulbbenkian, 2001.

Veras RP (Org.). Terceira Idade – Desafios para o terceiro milênio. Rio de Janeiro: Relume-Dumará/UnATI, 1997.

Veras RP (Org.). Terceira Idade – Um envelhecimento digno para o cidadão do futuro. 2. ed. Rio de Janeiro: Relume-Dumará/UnATI, 1995.

Veras RP. Terceira Idade – Gestão Contemporânea em Saúde. Rio de Janeiro: Relume Dumará/UnATI/UERJ, 2002.

ÍNDICE REMISSIVO

Entradas acompanhadas por um *q* itálico indicam quadros.

A
Ação(ões) Judicial(is)
   assistentes sociais nas, 84
   trabalho dos, 84
Alta Responsável
   planos de, 113-118
      no processo de desospitalização, 113-118
         prática do serviço social no, 113-118
         importância para idosos, 114
Alzheimer
   idosos com, 137-142
      experiência exitosa da assistência social, 137-142
         centro-dia de Volta Redonda, 137-142
Ambulatório(s)
   prática do serviço social em, 91-96, 99-103
      de geriatria, 91-96
         a entrevista, 91, 93*q*, 94*q*
         a intervenção, 92
         instrumentos de avaliação, 94
         o instrumental do, 91
      de saúde mental, 99-103
Assistência Social
   experiência exitosa da, 137-142
      junto a idosos com Alzheimer, 137-142
         centro-dia para idosos de Volta Redonda, 137-142
   trajetória da política de, 41
      do viés caritativo, 41
      à constituição da política pública, 41
Assistente(s) Social(is)
   atuação dos, 109*q*, 116, 121-126
      em CP, 109*q*
      em ILPI, 121-126
         desafios da atuação profissional, 124
         espaço de cuidado, 121
         papel do assistente social, 123
         serviço social para além do que sabemos, 125
      na desospitalização, 116
         de pacientes idosos, 116
         com doenças crônicas, 116
   nas ações judiciais, 84
      trabalho dos, 84
Atenção
   espaços institucionais de, 39-54
      CRAS, 41-49
      CREAS, 41-49
         envelhecimento saudável, 51-54
            convivência para a prática do, 51-54
Atendimento
   à pessoa idosa, 81-87
      especializado, 81
         implantação no Rio de Janeiro, 81
Atuação
   do serviço social, 107
      em CP, 107

dos assistentes sociais, 109q, 116, 121-126
  em CP, 109q
  em ILPI, 121-126
    desafios da atuação profissional, 124
    espaço de cuidado, 121
    papel do assistente social, 123
    serviço social para além do que sabemos, 125
  na desospitalização, 116
    de pacientes idosos, 116
      com doenças crônicas, 116
Avaliação
  pelo serviço social, 94
    no ambulatório de geriatria, 94
    das situações de risco social, 94q
    instrumentos de, 94

C

Cárcere
  período de, 74
    e rotinas institucionais, 74
      informações sobre, 74
Cela(s), 75
  condições, 75, 76
Centro(s) de Convivência
  para pessoas idosas, 52
    espaços para prática, 52
      do envelhecimento saudável, 52
Centro-Dia
  para idosos de Volta Redonda, 137-142
    experiência exitosa da assistência social, 137-142
      junto a idosos com Alzheimer, 137-142
CF (Constituição Federal)
  de 1988, 15q-20q
    ações em prol da população idosa, 15q-20q
      anterior à, 15q
      após à, 18q
CNDPI (Conselho Nacional dos Direitos da Pessoa Idosa)
  avanços, 31-37
    era PNI, 34

    direitos humanos na, 34
    movimentos sociais, 34
    sistema de garantia de direitos, 34
      construção do, 34
  desafios, 31-37
    competência administrativa, 36
      operacionalização da, 36
    participação no, 23-30
      e controle social, 23-30
        construção do, 24
        democracia participativa, 23
      por período, 25q-27q
        contexto do, 25q-27q
        normativas do, 25q-27q
    realidade sobre, 31
      política pública que mudou a, 31
        análise da, 31
    retrocessos, 31-37
Competência Administrativa
  operacionalização da, 36
    dos conselhos de direitos, 36
      da pessoa idosa, 36
        dificuldades dos, 36
Condição(ões)
  a serem avaliadas, 93q
    pelo serviço social, 93q
      no ambulatório de geriatria, 93q
  da pessoa idosa presa, 75, 76
    de saúde, 75
    geriátricas, 76
Construção
  do CNDPI, 24
  do sistema, 34
    de garantia de direitos, 34
      à pessoa idosa, 34
COVID-19
  condições adversas pela, 8
    na velhice como expressão, 8
      da questão social, 8
CP (Cuidados Paliativos)
  prática do serviço social em, 105-111
    assistentes sociais, 109q
    atuação do, 107
    envelhecimento, 105
CRAS (Centros de Referência de Assistência Social), 47
  envelhecimento contemporâneo, 41-49

equipamentos na perspectiva do, 41-49
que devem ser repensados, 41-49
CREAS (Centro de Referência Especializado de Assistência Social), 44
envelhecimento contemporâneo, 41-49
equipamentos na perspectiva do, 41-49
que devem ser repensados, 41-49
Cuidado
centrado na pessoa, 129-133
como caminha o Brasil?, 130
comunicação, 131
passo fundamental, 131
para o que mais importa, 131
entrevista, 133
espaço de, 121
ILPI, 121
transição do, 113-118
no processo de desospitalização, 113-118
prática do serviço social no, 113-118

D

DEAPTI (Delegacia Especial de Atendimento à Pessoa de Terceira Idade), 82
Defesa
da pessoa idosa, 61, 65-69
dos direitos, 61
rede de, 61
MP e, 65-69
fiscalização das ILPI, 69
Democracia
participativa, 23
no CNDPI, 23
Desospitalização
de pacientes idosos, 116
com doenças crônicas, 116
atuação do assistente social na, 116
processo de, 113-118
prática do serviço social no, 113-118

planos de alta responsável, 113-118
importância para idosos, 114
transição do cuidado, 113-118
Dimensão(ões) Social(is)
a serem avaliadas, 93q
pelo serviço social, 93q
no ambulatório de geriatria, 93q
Direito(s)
da pessoa idosa, 36
conselhos de, 36
dificuldades enfrentadas pelos, 36
humanos, 34
na era da PNI, 34
sistema de garantia de, 34
à pessoa idosa, 34
construção do, 34
movimentos sociais, 34
sociais, 31
da pessoa idosa no Brasil, 31
política pública que mudou os, 31

E

Emergência
de políticas específicas, 11
envelhecimento populacional e, 11
Empreendedorismo
no envelhecimento, 143-148
cursos de pós-graduação, 143-148
como criar oportunidades, 143-148
Entrevista
do serviço social, 91, 93q, 94q
no ambulatório de geriatria, 91, 93q, 94q
avaliação das situações de risco social, 94q
condições a serem avaliadas, 93q
dimensões sociais a serem avaliadas, 93q
Envelhecimento
contemporâneo, 41-49
equipamentos na perspectiva do, 41-49
que devem ser repensados, 41-49

CRAS, 41-49
CREAS, 41-49
CP e, 105
empreendedorismo no, 143-148
    cursos de pós-graduação, 143-148
    como criar oportunidades, 143-148
populacional, 11
    e emergência, 11
    de políticas específicas, 11
processo de, 1-37
    contextualização do, 1-37
    seguindo as demandas emergentes, 1-37
saudável, 51-54
    prática do, 51-54
    espaços de convivência para a, 51-54
    como construir, 51-54
EPI (Estatuto da Pessoa Idosa), 65
Espaço(s) Institucional(is)
    de atenção, 39-54
    CRAS, 41-49
    CREAS, 41-49
    envelhecimento saudável, 51-54
        convivência para a prática do, 51-54
    serviço social no, 89-134
        prática do, 89-134
        fazer profissional, 89-134

F

Fazer Profissional
    prática do serviço social, 89-134
    nos espaços institucionais, 89-134

G

Geriatria
    ambulatório de, 91-96
        prática do serviço social em, 91-96
        a entrevista, 91, 93q, 94q
        a intervenção, 92
        instrumentos de avaliação, 94
        o instrumental do, 91
Grupo(s) de Convivência
    para pessoas idosas, 52
    espaços para prática, 52
        do envelhecimento saudável, 52

I

Idoso(s)
    centro-dia de Volta Redonda para, 137-142
    experiência exitosa da assistência social, 137-142
    junto a idosos com Alzheimer, 137-142
    políticas no Brasil para, 12
        trajetória das, 12
        de 1923 até os dias atuais, 12
    presos, 71
        por que estudar os, 71
ILPI (Instituições de Longa Permanência para Idosos)
    atuação em, 121-126
        do assistente social, 121-126
            desafios da atuação profissional, 124
        espaço de cuidado, 121
        papel do assistente social, 123
        serviço social para além do que sabemos, 125
    fiscalização das, 69
Informação(ões)
    sobre período de cárcere, 74
    e rotinas institucionais, 74
Instrumental
    do serviço social, 91
Instrumento(s)
    de avaliação, 94
        pelo serviço social, 94
            no ambulatório de geriatria, 94
Intervenção
    do serviço social, 92
        no ambulatório de geriatria, 92

J

Judicialização
    da velhice, 55-87
        proteção à pessoa idosa e, 55-87
            violência contra a, 57-63
                mecanismos de defesa, 57-63
Judiciário
    no atendimento à pessoa idosa, 81-87
    ações judiciais, 84

trabalho dos assistentes sociais nas, 84
especializado, 81
implantação no Rio de Janeiro, 81
poder judiciário, 83

L

Legislação
brasileira, 58
e a violência, 58
contra a pessoa idosa, 58

M

Movimento(s) Social(is)
sistema de garantia e, 34
de direitos, 34
à pessoa idosa, 34
MP (Ministério Público), 62
defesa da pessoa idosa e, 65-69
fiscalização das ILPI, 69

N

NEAPI (Núcleo Especial de Atendimento à Pessoa Idosa), 82

P

Paciente(s)
idosos, 116
com doenças crônicas, 116
assistente social na desospitalização de, 116
Participação
e controle social, 23-30
no CNDPI, 23-30
construção do, 24
democracia participativa, 23
Perfil
das pessoas idosas, 73
presas, 73
Período
de cárcere, 74
e rotinas institucionais, 74
informações sobre, 74
Pessoa
cuidado centrado na, 129-133
entrevista, 133

como caminha o Brasil?, 130
comunicação, 131
passo fundamental, 131
para o que mais importa, 131
Pessoa(s) Idosa(s)
conselhos de direitos da, 31-37
análise da realidade sobre, 31
política pública que mudou a, 31
avanços, 31-37
era PNI, 34
direitos humanos na, 34
movimentos sociais, 34
sistema de garantia de direitos, 34
construção do, 34
desafios, 31-37
competência administrativa, 36
operacionalização da, 36
retrocessos, 31-37
defesa da, 65-69
MP e, 65-69
fiscalização das ILPI, 69
e sistema prisional, 71-78
as celas, 75
condições, 75, 76
de saúde, 75
geriátricas, 76
considerações práticas, 77
idosos presos, 71
por que estudar os, 71
informações sobre, 74
período de cárcere, 74
rotinas institucionais, 74
presas, 73
perfil das, 73
sugestões dos presos, 77
para melhorar sua vida na prisão, 77
envelhecimento saudável, 52
espaços para prática do, 52
centros de convivência para, 52
grupos de convivência para, 52
judiciário no atendimento à, 81-87
ações judiciais, 84
trabalho dos assistentes sociais nas, 84
especializado, 81
implantação no Rio de Janeiro, 81
poder judiciário, 83

no Brasil, 11-21
  políticas públicas para, 11-21
    ações em prol da, 15q-20q
    anterior à CF de 1988, 15q
    após à CF de 1988, 18q
    emergência de, 11
    envelhecimento populacional, 11
    quanto avançamos?, 11-21
    trajetória das, 12
    breve histórico, 12
  proteção à, 55-87
    e judicialização da velhice, 55-87
  violência contra a, 57-63
    fenômeno, 60
    complexo, 60
    multifacetado, 60
    mecanismos de defesa, 57-63
    apresentação, 57
    direitos da, 61
    defesa dos, 61
    rede de proteção dos, 61
    legislação brasileira, 58
Plano(s)
  de alta responsável, 113-118
    no processo de desospitalização, 113-118
      prática do serviço social no, 113-118
        importância para idosos, 114
PNAISP (Política Nacional de Saúde Integral dos Presos), 78
PNHOSP (Política Nacional de Atenção Hospitalar), 113
PNI (Política Nacional do Idoso), 31
  era da, 34
    direitos humanos na, 34
Poder
  judiciário, 83
  e a pessoa idosa, 83
Política(s)
  de assistência social, 41
    trajetória no Brasil, 41
      do viés caritativo, 41
        à constituição da política pública, 41
  específicas, 11
    emergência de, 11
    envelhecimento populacional e, 11
  para idosos no Brasil, 12
    breve histórico da trajetória das, 12
    de 1923 até os dias atuais, 12
Política(s) Pública(s)
  constituição da, 41
    do viés caritativo à, 41
      política de assistência social, 41
        trajetória no Brasil, 41
  para pessoa idosa no Brasil, 11-21, 31
    ações em prol da, 15q-20q
    anterior à CF de 1988, 15q
    após à CF de 1988, 18q
    emergência de, 11
    envelhecimento populacional, 11
    quanto avançamos?, 11-21
    sobre direitos sociais da, 31
      análise da, 31
    trajetória das, 12
    breve histórico, 12
Prática
  do envelhecimento saudável, 51-54
    espaços de convivência para a, 51-54
      como construir, 51-54
  do serviço social, 91-96, 99-103, 113-118
    em ambulatório, 91-96, 99-103
      de geriatria, 91-96
        a entrevista, 91, 93q, 94q
        a intervenção, 92
        instrumentos de avaliação, 94
        o instrumental do, 91
      de saúde mental, 99-103
    no processo de desospitalização, 113-118
      atuação do assistente social na, 116
      nas doenças crônicas, 116
      planos de alta responsável, 113-118
        importância, 114
        transição do cuidado, 113-118
Preso(s)
  sugestões dos, 77
    para melhorar sua vida na prisão, 77

Processo
  de envelhecimento, 1-37
    contextualização do, 1-37
      seguindo as demandas emergentes, 1-37
Proteção
  à pessoa idosa, 55-87
    dos direitos da, 61
      defesa dos, 61
      rede de, 61
    judicialização da velhice, 55-87

Q

Questão Social
  velhice como expressão da, 3-9
    aspectos políticos, 6
    avanços, 5
    COVID-19, 8
      condições adversas pela, 8
    retrocessos, 5

R

RAS (Rede de Atenção à Saúde), 113
Rede
  de proteção, 61
    dos direitos, 61
      da pessoa idosa, 61
RENADI (Rede Nacional dos Direitos da pessoa idosa), 36
RIPMTPI (Rede Internacional para a Prevenção dos Maus Tratos às Pessoas Idosas), 60
Rotina(s)
  institucionais, 74
    período de cárcere e, 74
      informações sobre, 74

S

Saúde
  da pessoa idosa presa, 75
    condições de, 75
  mental, 99-103
    ambulatório de, 99-103
      prática do serviço social no, 99-103
Serviço Social
  prática do, 89-134
    em ambulatório de geriatria, 91-96
      a entrevista, 91, 93q, 94q
      a intervenção, 92
      instrumentos de avaliação, 94
      o instrumental do, 91
    em CP, 105-111
      assistentes sociais, 109q
      atuação do, 107
      envelhecimento, 105
    no ambulatório de saúde mental, 99-103
    no processo de desospitalização, 113-118
      atuação do assistente social na, 116
      nas doenças crônicas, 116
      planos de alta responsável, 113-118
      importância, 114
      transição do cuidado, 113-118
    nos espaços institucionais, 89-134
      fazer profissional, 89-134
Sistema Prisional
  pessoas idosas e, 71-78
    as celas, 75
    condições, 75, 76
      de saúde, 75
      geriátricas, 76
    considerações práticas, 77
    idosos presos, 71
      por que estudar os, 71
    informações sobre, 74
      período de cárcere, 74
      rotinas institucionais, 74
    presas, 73
      perfil das, 73
    sugestões dos presos, 77
      para melhorar sua vida na prisão, 77
Situação(ões)
  de risco social, 94q
    avaliação pelo serviço social das, 94q
    no ambulatório de geriatria, 94q
SUAS (Sistema Único de Assistência Social), 44
  que queremos, 48
    encerrando nosso debate, 48

Sugestão(ões)
  dos presos idosos, 77
    para melhorar sua vida na prisão, 77

T

Tópico(s) Especial(is), 135-148
  centro-dia para idosos, 137-142
    de Volta Redonda, 137-142
  empreendedorismo, 143-148
    no envelhecimento, 143-148
    cursos de pós-graduação, 143-148
Transição
  do cuidado, 113-118
    no processo de desospitalização, 113-118
    prática do serviço social no, 113-118

V

Velhice
  como expressão, 3-9
  da questão social, 3-9
    aspectos políticos, 6
    avanços, 5
    COVID-19, 8
      condições adversas pela, 8
    retrocessos, 5
  judicialização da, 55-87
    proteção à pessoa idosa e, 55-87
Vida na Prisão
  sugestões dos presos idosos, 77
    para melhorar sua vida na prisão, 77
Violência
  contra a pessoa idosa, 57-63
    fenômeno, 60
      complexo, 60
      multifacetado, 60
    mecanismos de defesa, 57-63
      apresentação, 57
      direitos da, 61
        defesa dos, 61
        rede de proteção dos, 61
      legislação brasileira, 58

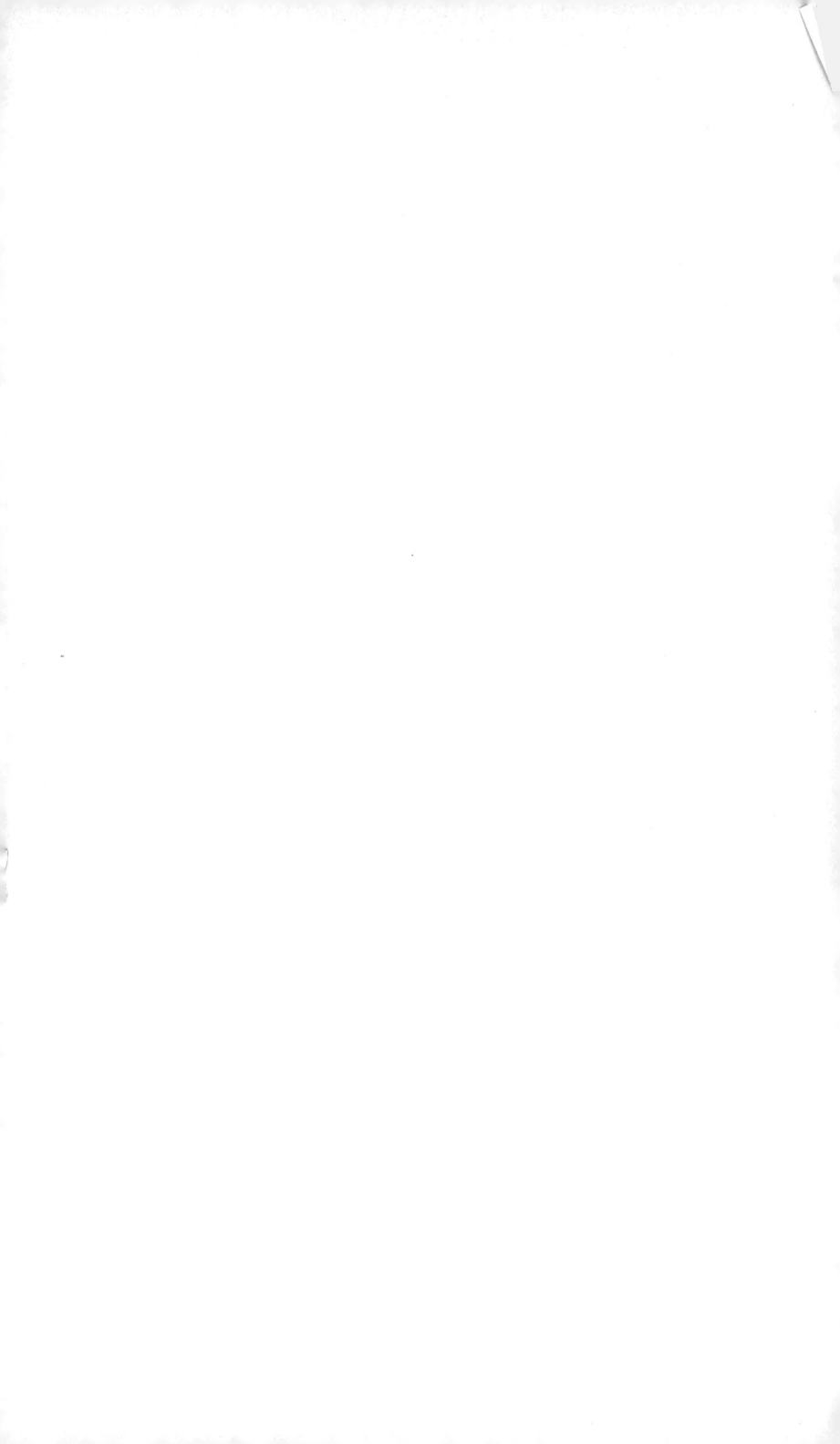